MIT LONG COVID ZURÜCK INS LEBEN

Stefanie Nüßlein | Dr. med. Cornelia Ott

MIT LONG COVID ZURÜCK INS LEBEN

Eine Anleitung für mehr Energie, Gesundheit & Lebensqualität

südwest

Inhalt

Einleitung

Schön, dass du dir die Zeit (und Kraft) nimmst, um dich mit unserem Buch zu beschäftigen! Vielleicht bist du selbst von Long Covid betroffen und auf der Suche nach etwas, das dir helfen könnte. Oder du hast Freunde oder Angehörige, die an Long Covid leiden und gerade eine harte Zeit durchmachen. Vielleicht bist du aber auch nur neugierig darauf, was hinter diesem Krankheitsbild steckt und wie es Betroffenen damit ergeht. Was auch der Grund dafür sein mag, warum du dieses Buch gerade in Händen hältst – du bekommst einen ganzheitlichen Einblick in das Thema Long Covid. Wir betrachten Zusammenhänge und Hintergründe und zeigen Wege auf, die einen Umgang mit der Erkrankung und ihren Symptomen erleichtern.

Warum dieses Buch?

Dieses Buch ist uns ein Herzensprojekt, da es für viele Betroffene bislang keine ausreichenden Hilfsangebote gibt. In diesem Buch verbinden wir unser psychologisches und medizinisches Wissen mit persönlichen Erfahrungen. Damit möchten wir dich …

… berühren – mit tiefen Einblicken in das Leben mit Long Covid;
… inspirieren – durch konkrete Tipps und Übungen für deinen Alltag;
… aufbauen und dir Mut machen.

Zusammen mit vielen anderen Expert*innen sind wir der festen Überzeugung: Long Covid ist eine postvirale Erkrankung und die vielseitigen Symptome sind eine Folge von organischen Prozessen. Auch wenn der Forschungsstand dazu erst am Anfang steht, ergeben sich daraus konkrete Ansatzpunkte für Betroffene, um mehr Gesundheit, Energie und Lebensqualität zu erlangen.

Was erwartet dich?

In Teil 1 und Teil 2 erhältst du neben Hintergrundinformationen zu Symptomen und Ursachen von Long Covid auch persönliche Einblicke in die Krankheitsgeschichte der Autorin Stefanie Nüßlein und anderer Betroffener. Noch gibt es keine Biomarker, um Long Covid zu diagnostizieren, und es fehlen zielgerichtete

Therapieansätze oder Medikamente. Aus diesem Grund haben wir mit unserer Expertise aus Psychologie und Ernährungsmedizin in Teil 3 eine Anleitung zur Selbsthilfe für Betroffene entwickelt. Wir zeigen dir konkrete Möglichkeiten auf, um mit deinen dich belastenden Symptomen gut umzugehen. Dabei verfolgen wir einen ganzheitlichen Ansatz, der die mentale und körperliche Gesundheit verbindet. Durch wissenschaftlich fundierte Methoden und praktische Übungen wirst du Schritt für Schritt darin angeleitet, deine Gesundheit zu verbessern.

Unser gemeinsamer Weg zu diesem Buch

Alles begann mit der Covid-19-Infektion der Autorin Stefanie Nüßlein im Dezember 2020. Sie suchte Hilfe bei der Internistin und Ernährungsmedizinerin Dr. med. Cornelia Ott, weil sie sich auch Wochen nach der Infektion noch sehr müde und schlapp fühlte. Gemeinsam machten wir uns auf die Suche nach Erklärungsansätzen und Therapiemöglichkeiten. Weiterhin befragten wir Expert*innen und Betroffene und probierten viele Dinge aus. Aus diesem Wissen und den selbst gemachten Erfahrungen entwickelten wir diese Anleitung.

Diese Selbsthilfe umfasst ein 6+2-Schritte-Selbstcoachingprogramm für Betroffene, um die eigenen Ressourcen zu stärken und Überanstrengung zu vermeiden. Darüber hinaus erfährst du, wie du mit der richtigen Ernährung und ausreichend Schlaf die Selbstheilungsprozesse deines Körpers unterstützen kannst. Da auch die Atmung im Zusammenhang mit Long Covid eine wichtige Rolle spielt, erwartet dich dazu abschließend der Gastbeitrag einer Ärztin, die selbst unter den Folgen von Long Covid leidet.

Wir freuen uns sehr, dich mit unserem Buch ein Stück auf deinem Weg zu begleiten, und wünschen viel Freude beim Lesen!

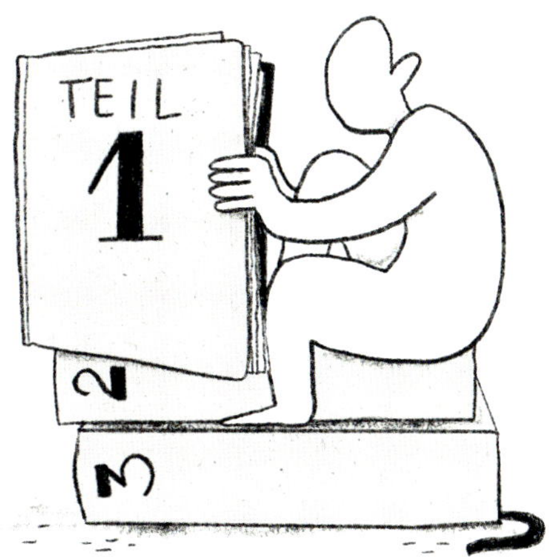

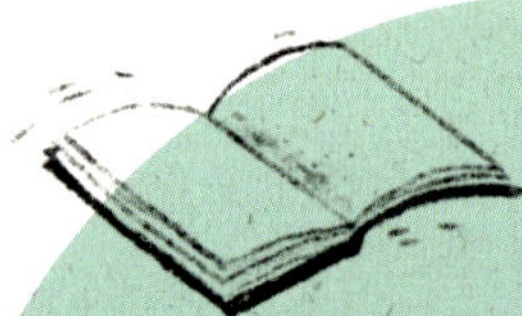

MEIN LEBEN MIT LONG COVID

Ein langer Weg

In diesem ersten Teil des Buches werde ich, Stefanie Nüßlein, dir davon berichten, wie es mir mit Long Covid ergangen ist. Mit diesen Einblicken in meine Krankheitsgeschichte möchte ich dir und deinen Angehörigen Mut machen. Du bist mit deinen Beschwerden, Ängsten und Sorgen nicht allein. Auch wenn deine Symptome vielleicht anders ausgeprägt sind, wirst du dich in vielen Situationen wiederfinden. Ich habe auf meinem Weg immer wieder Long-Covid-Patient*innen getroffen, denen es genauso erging wie mir. Und leider hatte ich dabei auch das Gefühl, dass Betroffene und ihre Angehörigen alleingelassen werden – nicht nur mit ihren Ängsten, sondern auch mit ihren Symptomen. Deshalb habe ich angefangen, dieses Buch zu schreiben. In diesem Teil möchte ich dir von meiner Geschichte erzählen und davon, wie sich Stolpersteine im Umgang mit den Langzeitfolgen vermeiden lassen.

Alles begann im Dezember 2020

Ich arbeite als Psychologin und habe mich im Dezember 2020 bei der Arbeit mit Covid-19 infiziert. Zwar hatte ich einen sogenannten milden Verlauf, aber seither spüre ich die Nachwehen der Infektion. Im Januar 2021 fühlte ich mich schlapp – aber ich machte mir darüber keine Sorgen. Schließlich hatte ich gerade erst eine gefährliche Virusinfektion überstanden. Mitte Januar startete ich wieder ganztags in meinem Job, aber ließ es erst mal langsam angehen.

Viele Ärzte fragten mich später, ob ich während dieser Zeit besonders viel Stress gehabt hätte. Das konnte ich immer nur verneinen. Ich habe Spaß an dem, was ich tue. Arbeit ist mir wichtig – mein Ausgleich von der Arbeit aber auch. Im Februar startete ich mit der Ernährungstherapie und spürte schon nach drei Wochen ihre positive Wirkung. Ich hatte mehr Energie und war nicht mehr so erschöpft. Für mich war das ein gutes Zeichen. Doch im März bemerkte ich, dass ich immer wieder neben mir stand. Ich vergaß regelmäßig meine Schlüssel und verwechselte Termine. Das waren die ersten Anzeichen meiner neurologischen Symptome.

Long Covid führte zum Systemfehler

Ich merkte, dass ich mehr Zeit zur Erholung brauchte, und baute deshalb meine Überstunden ab. Doch ab Mitte April waren die Symptome so schlimm, dass ich gar nicht mehr arbeiten konnte. Ich hatte das Gefühl, dass mein kognitives System komplett abgestürzt war: Systemfehler! Wie sich das äußerte, ist schwer zu beschreiben. Ganz häufig hatte ich keinen Zugriff mehr auf mein Wissen, keine Kontrolle mehr über ganz alltägliche Situationen. Ich vergaß Dinge im gleichen Augenblick wieder. Beim Sprechen fielen mir nicht mehr die richtigen Worte ein. Selbst die einfachsten kognitiven Fähigkeiten wie Kopfrechnen und Schreiben funktionierten nicht mehr. Alles, was sonst automatisch ablief, kostete nun unendlich viel Energie. Ich war müde und erschöpft, weil ich das Gefühl hatte, dass ich mich für alles nun dreifach anstrengen musste. An manchen Tagen fühlte ich mich schon nach dem Aufstehen so, als wäre ich einen Marathon gelaufen: Mein ganzer Körper schmerzte.

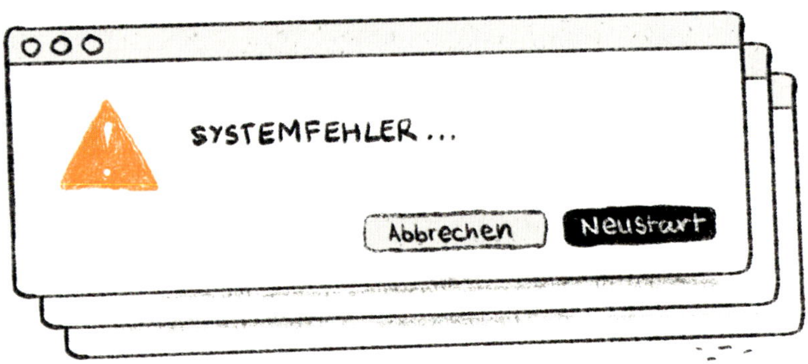

Befunde unauffällig - keine Hilfe in Sicht

Ich wusste: Irgendetwas passiert in meinem Körper, worauf ich keinen Einfluss hatte. Aber es war schwer, eine Anlaufstelle zu finden, die mir weiterhelfen konnte. Meine Erkrankung lag in etwa in dem Zeitraum, als das Phänomen Long Covid - auch Post Covid genannt - in der Medizin als neues Krankheitsbild gerade erst definiert wurde. In großen Städten entstanden erste Post-Covid-Ambulanzen. Es war jedoch eine echte Herausforderung, dort einen Termin zu ergattern. Denn einige Ambulanzen behandelten ausschließlich Betroffene mit schweren Verläufen. Andere boten keine Beratung für meine neurologischen Symptome. Und die Ambulanzen, die darauf spezialisiert waren, nahmen nur Anfragen in der näheren Umgebung an. Ich hatte leider kein Glück, weil ich nie die richtigen Kriterien erfüllte. Also suchte ich nach anderen Ansprechpartner*innen. Für meine körperlichen Beschwerden war das weniger problematisch. Das internistische Fachteam startete direkt mit der Diagnostik. Und die symptomorientierte Behandlung durch Physiotherapie und Osteopathie war sehr hilfreich, um meine Muskel- und Gliederschmerzen zu lindern. Bei meinen neurologischen Auffälligkeiten hingegen schienen die Expert*innen ratlos zu sein. Erst recht, weil eine ganze Reihe von Befunden unauffällig war.

Mein eigenes Trainingsprogramm

Niemand konnte mir sagen, mit welcher Therapie ich meine kognitiven Auffälligkeiten verbessern konnte. Also begann ich mit meinem psychologischen Wissen damit, meine körperlichen und neurologischen Symptome selbst zu behandeln. Ich startete damals mit einem täglichen 5-Minuten-Hirnleistungstraining und der Aufgabe, eine Runde spazieren zu gehen. Den Rest des Tages übte ich mich in Achtsamkeit und ruhte mich aus. Nach jeder »Trainingseinheit« war ich sehr erschöpft, und an manchen Tagen musste ich sogar pausieren, weil meine Symptome zu stark waren.

Doch nach einiger Zeit gewöhnte sich mein Körper an die Belastung. Ich war weniger erschöpft, und die Symptome ließen nach. Das war für mich genau der richtige Zeitpunkt, um meine Trainingseinheiten weiter auszubauen. Natürlich gab es dabei auch Rückschritte – viele sogar. Insbesondere in guten Phasen, in denen ich mich immer wieder überschätzt habe. Doch ich lernte aus meinen Fehlern und hielt mich an die Regeln, die mich Long Covid gelehrt hatte. Auf diese Weise gelang es mir, Schritt für Schritt zurück in mein altes Leben zu kommen. Dieses Wissen möchte ich gerne mit dir teilen. Dafür habe ich ein 6+2-Schritte-Selbstcoachingprogramm entwickelt, das dich mit psychologischen Impulsen und Übungen durch verschiedene Phasen von Long Covid begleitet (siehe Teil 3).

Wie dieses Buch entstand

Vielleicht fragst du dich, wie ich es mit meinen belastenden Symptomen geschafft habe, dieses Buch zu schreiben. Dazu möchte ich sagen: Das Schreiben hat mich natürlich sehr viel Kraft gekostet und war nur in bestimmten Phasen meiner Erkrankung möglich. Dieser erste Teil des Buches ist zum Beispiel während meiner Zeit in der Reha entstanden. Dort habe ich viele negative Erfahrungen gemacht und das Schreiben hat mir geholfen, das Erlebte zu verarbeiten.

Das Selbstcoachingprogramm in Teil 3 habe ich entwickelt, als mein erster beruflicher Wiedereinstieg im September 2021 gescheitert war. Obwohl ich mich gut fühlte und meine Symptome unter Kontrolle hatte, war ich den Anforderungen in meinem Beruf noch nicht gewachsen. Es war schlichtweg zu früh. In den folgenden Monaten bereitete ich mich deshalb systematisch auf meinen zweiten Wiedereinstieg vor. Das Schreiben war für mich Hirnleistungstraining und Berufstherapie in einem. Von da an habe ich jeden Tag an diesem Buch gearbeitet – zu Beginn nur für wenige Stunden am Tag, mit der Zeit immer länger. Das eignete sich hervorragend, um meine Konzentrationsfähigkeit zu trainieren und meine Belastungsgrenzen zu verinnerlichen. Auf diese Weise sind zwei wunderbare Dinge entstanden:

- das 8-Schritte-Selbstcoachingprogramm und
- im Dezember 2021 kehrte ich langsam, aber erfolgreich in meinen Job zurück.

An dieser Stelle sei noch einmal gesagt: Ohne die Unterstützung vieler Menschen in meinem Umfeld wäre mein Weg mit Long Covid zurück ins Leben sicher langsamer und anstrengender verlaufen. Auch dieses Buch wäre ohne die vielen Unterstützer*innen und meiner Co-Autorin vermutlich nie entstanden. Ganz herzlichen Dank dafür. Rückblickend gibt es viele Dinge, die ich gerne schon zu Beginn meiner Erkrankung gewusst hätte. Nicht nur die Symptome haben mich verunsichert … Was ich heute anders machen würde, habe ich für dich im nächsten Abschnitt formuliert. Diese Tipps sollen dir dabei helfen, Stolpersteine im Umgang mit den Langzeitfolgen zu umgehen.

Stolpersteine meiden

Aufgrund meiner Erfahrungen mit Long Covid habe ich fünf Tipps formuliert, mit denen sich Stolpersteine im Umgang mit den Langzeitfolgen vermeiden lassen:

Tipp 1: Nimm deine Auffälligkeiten ernst (auch wenn Befunde unauffällig sind)! Ich kann mich noch sehr genau an den ersten Arbeitstag nach meiner Infektion erinnern. Ich hatte einen milden Verlauf, und nach der Quarantäne startete ich wieder Vollzeit im Job. Rückblickend hätte es mir komisch vorkommen sollen, dass ich bei meiner Arbeit für Routineaufgaben so lange brauchte. Weil der internistische Check-up jedoch unauffällig war, habe ich alle Alarmsignale übersehen, die mir mein Körper sendete. Erst, als die neurologischen Symptome immer schlimmer wurden, ging ich der Sache auf den Grund. Wenn du oder deine Angehörigen das Gefühl haben, dass etwas nicht stimmt, dann bestehe ich auf eine ausführliche Diagnostik, um deine Symptome abzuklären und auch andere Erkrankungen ausschließen zu können.

Tipp 2: Mach deinem Umfeld klar, dass etwas nicht in Ordnung ist! Wenn man gerade selbst nicht weiß, was mit einem los ist, fällt es einem schwer, sich anderen mitzuteilen. Das kann ich sehr gut verstehen. Und trotzdem solltest du dein Umfeld so früh wie möglich miteinbeziehen und über deine Situation aufklären. Egal ob Partner*in, Familie, Kolleg*innen oder Vorgesetzte ... die Menschen deiner Umgebung spüren (oft sogar früher als man selbst), dass etwas nicht stimmt. Manchmal kommt es dann sogar zu Konflikten, weil das Gegenüber dein Verhalten falsch interpretiert. Diese Missverständnisse kannst du vermeiden, indem du deinem Umfeld verständlich machst, dass es dir im Moment nicht gut geht. Und gemeinsam kommt man Symptomen auch noch viel besser auf die Spur!

Tipp 3: Höre auf dein Bauchgefühl! »Alle Untersuchungsbefunde sind unauffällig!«, bekomme ich wieder einmal zu hören. Diesmal sitze ich bei der Neuropsychologin. Sie hat versucht, meine neurologischen Symptome in Tests abzubilden. Wenn Befunde zunächst unauffällig sind, bedeutet das jedoch nicht immer, dass alles okay ist. Es braucht die richtige Diagnostik, um Auffälligkeiten aufzuspüren.

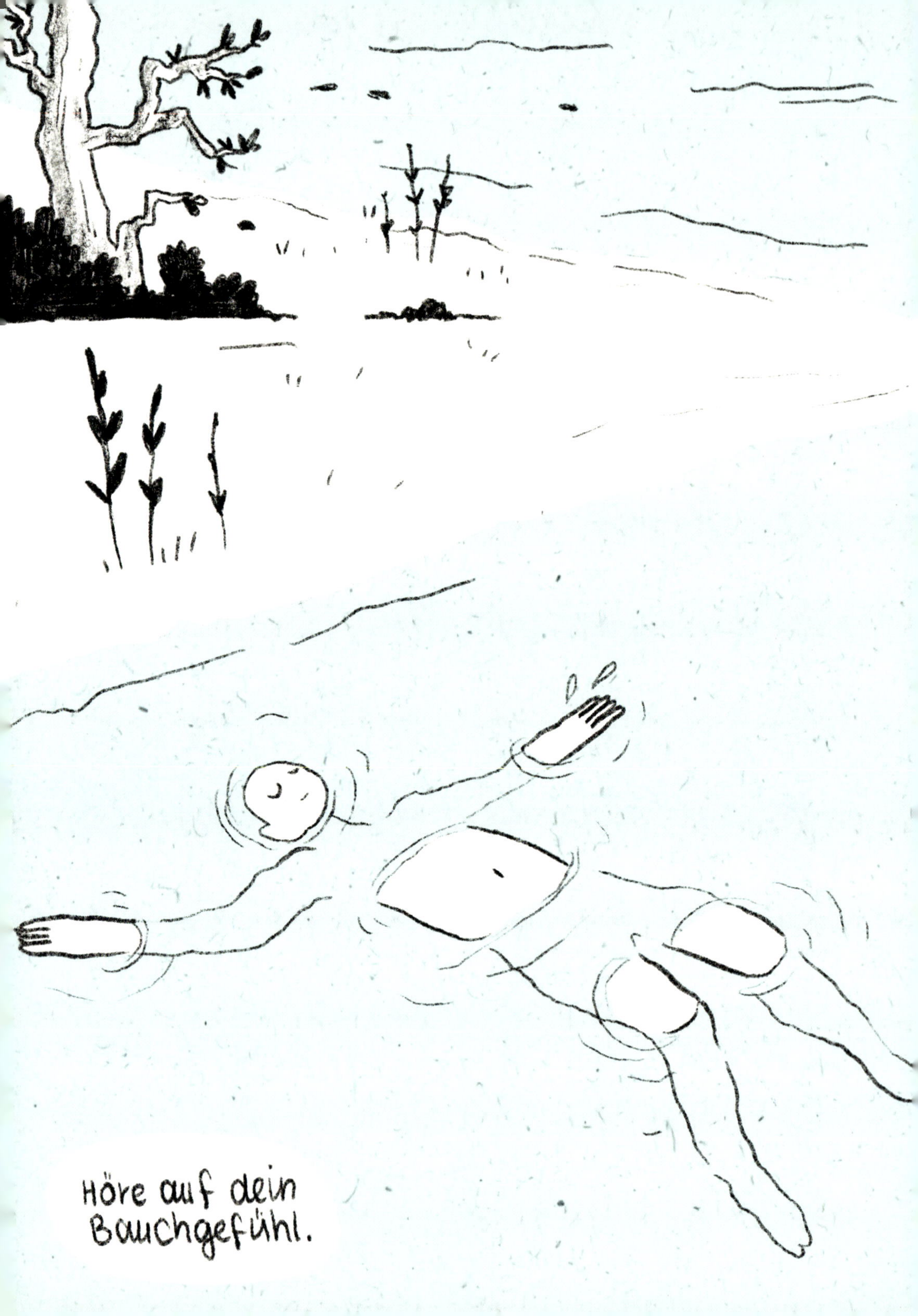
Höre auf dein
Bauchgefühl.

Für mich ist es deshalb jedes Mal spannend, wie Expert*innen damit umgehen, wenn die Befunde trotz meiner Beschwerden unauffällig sind. Hätte ich es nicht selbst erlebt, würde ich nicht glauben, was man als Betroffene*r dann unter Umständen zu hören bekommt:

- »Nicht jedes Symptom hat etwas mit Long Covid zu tun.«
- »Suchen Sie sich eine*n gute*n Therapeut*in.«
- »Wenn Sie sich auf die Beschwerden konzentrieren, dann werden sie eben schlimmer.«
- »Haben Sie schon einmal davon gehört, dass manche Menschen Symptome simulieren, um Aufmerksamkeit zu bekommen?«

Auch für meine erste Neuropsychologin war alles in bester Ordnung. Dass ich in einigen Tests unterdurchschnittlich abgeschnitten habe, war für sie kein Grund zur Besorgnis. Ähnlich erging es mir übrigens mit meinen Schmerzen in der Brust, die von drei Ärzt*innen als psychosomatisch eingeschätzt wurden. Erst acht Monate später konnte bei einer Untersuchung tatsächlich eine Entzündung am Herzen festgestellt werden. Natürlich verstehe ich, dass auch Spezialisten sich mit dem neuen Krankheitsbild Long Covid erst vertraut machen müssen. Es ist ein Lernprozess für alle Beteiligten. Aber wenn du das Gefühl hast, dass deine Symptome nicht ernst genommen werden oder die vorgeschlagene Behandlung nicht das Richtige für dich ist, dann vertraue deinem Bauchgefühl. Denn es gibt sie, die Expert*innen, die dir weiterhelfen können!

Tipp 4: Suche nach Verbündeten, baue ein Netzwerk auf! Mache dir bewusst: Es gibt viele andere, denen es genauso ergeht wie dir! Wenn wir schon das gleiche Schicksal erleiden, warum sollten wir dies nicht auch für uns nutzen? Ein gutes Netzwerk ist Gold wert, denn es liefert:

- Insiderwissen über Therapiemöglichkeiten und Anlaufstellen,
- wertvolle Tipps und Erfahrungsberichte,
- Aufmunterung und das Gefühl, verstanden zu werden.

Zugegeben: Die Konfrontation mit dem Schicksal anderer Betroffener kann auch sehr belastend sein. Ich erinnere mich noch genau daran, wie ich mich gefühlt habe, als ich zum ersten Mal die Beiträge in der Long-Covid-Selbsthilfegruppe bei Facebook gelesen habe. Hier tauschen sich deutschlandweit über 5500 Mitglieder (Stand 04/2022) über Symptome, Therapieformen und eigene Erfahrungen aus. Als ich die ersten Beiträge dort gelesen habe, raste plötzlich mein Herz, mir wurde übel und es ging mir den ganzen Tag schlecht.
Ich hatte nicht damit gerechnet, dass mich die Erfahrungsberichte von anderen so mitnehmen würden. Plötzlich überfiel mich die Angst, dass meine Symptome sich noch verschlimmern könnten. Mittlerweile sind solche Beiträge in der Gruppe mit einem »Trigger-Alarm« gekennzeichnet (was mich aber oft nicht davon abgehalten hat, den Beitrag zu lesen). Du solltest deshalb gut darauf achten, wann dir das Lesen in der Facebook-Gruppe oder Gespräche mit anderen Betroffenen guttun und wann es besser ist, ganz bei dir zu bleiben. Mit der Zeit habe ich hier die richtige Balance gefunden, und ab dann war für mich der Austausch mit anderen sogar sehr heilsam.

Tipp 5: Akzeptiere dich so, wie du bist! Long Covid wirft einen langen Schatten auf das Leben vieler Betroffener. Als meine Symptome noch sehr stark ausgeprägt waren, habe ich einfache Dinge nicht mehr geschafft, die vorher ganz selbstverständlich waren: einkaufen gehen, kochen, telefonieren mit Freunden, Familienbesuche … Ich war sehr frustriert und habe zunächst versucht, dagegen anzukämpfen und mich immer wieder neu aufzuraffen. »Du schaffst das schon«, »Streng dich an« oder »Reiß dich zusammen«, habe ich mir eingeredet. Doch eigentlich hat das meinen Zustand nur noch verschlechtert. Man spricht hier auch vom sogenannten »Crash«. Ich habe mich permanent überfordert und hatte viele Crashs. Es ist eine echte Herausforderung zu spüren, wann es gerade zu viel ist. Nur mit Konsequenz und Achtsamkeit habe ich mit der Zeit gelernt, meine Grenzen zu spüren und meine Energie richtig einzuteilen.

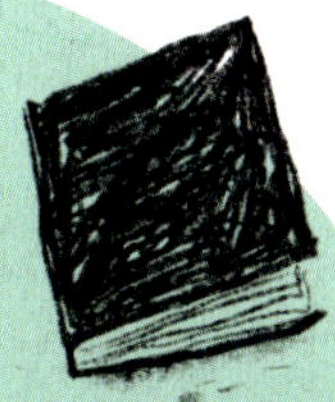

KRANKHEITSBILD LONG COVID

Viele Symptome, eine Diagnose

Nachdem du gelesen hast, wie Long Covid das Leben von Betroffenen prägen kann, soll im Folgenden beschrieben werden, was Long Covid eigentlich ist.
Der Begriff »Long Covid« wurde erstmals von der Betroffenen Dr. Elisa Perego im Mai 2020 auf Twitter verwendet. Drei Monate später wurde die Bezeichnung Long Covid auch von der Weltgesundheitsorganisation (WHO) verwendet. Seither laufen in Deutschland und anderen Ländern viele Studien zur Beschreibung von Ursachen, Krankheitsverläufen und zielgerichteten Therapien. Im Folgenden erhältst du einen Überblick über den aktuellen Forschungsstand.
Aktuell leiden mindestens zehn Prozent aller Covid-19-Infizierten,[1] in Deutschland, also bereits mehr als eine halbe Million Menschen, an Long Covid (Stand: 12/2021). Mediziner*innen unterscheiden hierbei nochmals zwischen Post Covid und Long Covid (siehe Infobox unten). Für ein einfacheres Verständnis sprechen wir in diesem Buch jedoch nur von Long Covid. Gemeint sind damit die Langzeitfolgen, die nach einer Infektion mit Covid-19 auftreten können.

Long Covid oder Post Covid?
Long Covid = Beschwerden, die länger als vier Wochen nach der Infektion auftreten oder fortbestehen
Post Covid = Beschwerden, die länger als zwölf Wochen anhalten oder neu aufgetreten sind und nicht anders erklärt werden können

Long Covid ist mittlerweile als eigene Diagnose anerkannt (siehe Infobox rechts). Sie dient als Sammelbegriff für unterschiedliche Langzeitfolgen, die nach einer akuten Erkrankung an Covid-19 länger als 28 Tage bestehen oder neu auftreten können. Long Covid ist jedoch eine Ausschlussdiagnose, die erst dann gestellt werden kann, wenn andere Erkrankungen sicher ausgeschlossen wurden.

Welche Symptome zeigen sich bei Long Covid?

Um diese Frage zu beantworten, sammelt die Wissenschaft weltweit Informationen aus Betroffenenberichten. Zum Beispiel zeigt eine sogenannte Metaanalyse

Diagnose Long Covid

Das Bundesinstitut für Arzneimittel und Medizinprodukte (BfArM) hat nach den Vorgaben der WHO Long Covid als offizielle Diagnose im Diagnosesystem ICD-10 aufgenommen:

U09.9! – für den Post-Covid-19-Zustand*

U10.9 – für ein multisystemisches Entzündungssyndrom in Verbindung mit Covid-19

U08.9 – Covid-19 in der Eigenanamnese: für Fälle, bei denen eine bestätigte Covid-19-Infektion bereits früher zur Inanspruchnahme des Gesundheitswesens führt (die Person leiden nicht mehr an Covid-19)

*U09.9! kann als Diagnose nicht alleine stehen, sondern wird immer zusammen mit einer anderen Störung angegeben, um den Zusammenhang mit Long Covid zu kennzeichnen.

mit Daten von über 47000 Studienteilnehmenden[2] die am häufigsten auftretenden Symptome auf:

58 %: Müdigkeit, Erschöpfung und verringerte Belastbarkeit (= Fatigue)
44 %: Kopfschmerzen
27 %: Konzentrations- und Aufmerksamkeitsprobleme
25 %: Haarausfall
24 %: Kurzatmigkeit
23 %: Geschmacksverlust
21 %: Geruchsverlust
19 %: Gelenkschmerzen
16 %: Gedächtnisschwierigkeiten
(In der Studie waren Mehrfachnennungen von Symptomen möglich.)

Obwohl es bestimmte Symptome gibt, die häufiger auftreten, zeigt sich Long Covid in völlig unterschiedlichen Symptombildern. Eine Studie aus Großbritannien konnte beispielsweise mehr als 200 unterschiedliche Symptome bei von Long Covid Betroffenen feststellen.[3]

Das häufigste Symptom ist Fatigue. Gemeint ist damit ein Zustand, in dem Betroffene sich dauerhaft sehr erschöpft fühlen. Im Gegensatz zur Müdigkeit kommt es bei der Fatigue zu einem Erschöpfungszustand, der sich nicht durch Ruhe oder Schlaf beheben lässt. Kommen zu diesem Erschöpfungszustand Konzentrations- oder Schlafstörungen, Muskel- oder Kopfschmerzen, spricht man von einem postviralen Fatigue-Syndrom

Postvirale Fatigue

Ein solches Erschöpfungssyndrom wurde bereits bei der Spanischen Grippe (1918–1920) beobachtet. Noch wochen- oder monatelang nach der Infektion traten Symptome auf, die mit der eigentlichen Viruserkrankung nichts mehr zu tun hatten. Erst in den 1980er-Jahren aber wurde der Begriff Postvirales Fatigue Syndrom (PVF) geprägt. Neben der körperlichen Erschöpfung berichten Betroffene zusätzlich über:

- neurokognitive Symptome (wie zum Beispiel Gehirnnebel, Aufmerksamkeits- und Konzentrationsstörungen, Licht- und Lärmempfindlichkeit),
- Muskelschmerzen oder
- Belastungsintoleranz (siehe Infobox rechts).

Typische Auslöser einer postviralen Fatigue sind Grippeviren, das Epstein-Barr-Virus, Enteroviren oder Coxsackie-Viren. Mittlerweile wurde mehrfach beschrieben, dass auch nach Covid-19 postvirale Symptome als Langzeitfolgen auftreten können. Selbst nach milden Verläufen kann sich neben vielen weiteren Symptomen dauerhaft auch eine postvirale Fatigue entwickeln.[4]

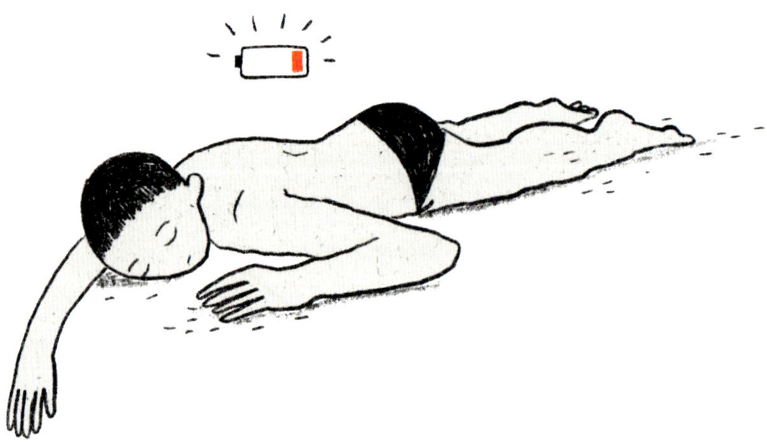

Belastungsintoleranz = Post-exertional Malaise (PEM)
bedeutet, dass Betroffene sich nach körperlicher, kognitiver oder emotionaler Belastung tage- oder sogar wochenlang davon erholen müssen. Ihr Gesundheitszustand verschlechtert sich. Dies kann auch zeitverzögert auftreten und im schlimmsten Fall sogar dauerhaft sein.

Wer kann betroffen sein?

In der Gutenberg COVID-19 Studie der Uniklinik Mainz zeigten etwa 40 Prozent der Corona-infizierten Personen Symptome, die über sechs Monate andauern. Je nach Datenlage kommen hier verschiedene Studien zu unterschiedlichen Ergebnissen. Laut Weltgesundheitsorganisation (WHO) sind etwa zehn Prozent der Corona-Infizierten von Long Covid betroffen. Wie häufig gesundheitliche Langzeitfolgen tatsächlich auftreten, kann derzeit noch nicht genau gesagt werden.

Anders als zunächst angenommen, können Langzeitfolgen nach allen Schweregraden der Infektion auftreten - auch bei symptomfreien oder milden Verläufen ohne Krankenhausaufenthalt. Weiterhin kommen verschiedene Studien übereinstimmend zu dem Ergebnis, dass das Risiko für Long Covid bei einer hohen Viruslast, einem schweren Verlauf oder Vorerkrankungen wie Diabetes mellitus steigt. Darüber hinaus sind Frauen häufiger betroffen.

Was ist besonders belastend?

Die verschiedenen Beschwerden können so gravierend sein, dass Betroffene nicht mehr arbeiten können und sogar Probleme haben, ihren normalen Alltag zu bewältigen. Ein bedeutsamer Teil der Long-Covid-Patient*innen erfüllen auch die charakteristischen Symptome der myalgischen Encephalomyelitis/des chronischen Fatigue-Syndroms (ME/CFS). Das Kernsymptom dieser Diagnose stellt die Belastungsintoleranz, Post-Exertional Malaise (PEM) dar. Dadurch sind Betroffene nicht mehr so belastbar wie früher und gezwungen, ihr Leben neu auszurichten.

Wie wird Long Covid diagnostiziert?

Bei jedem Verdacht auf Long Covid ist der Arzt der geeignete Ansprechpartner. Bisher gibt es keine direkten Untersuchungsmethoden, um Long Covid sicher zu diagnostizieren und die Klassifizierung ist nicht einheitlich. Nach der Weltgesundheitsorganisation (WHO) werden Symptome unter Long Covid zusammengefasst, die innerhalb von drei Monaten nach der Infektion auftreten. Zusätzlich erfolgt schrittweise der Ausschluss anderer möglicher Erkrankungen mit ähnlichen Beschwerden, bis nur noch Long Covid übrigbleibt.[5]

Da sich zu Beginn der Pandemie[6] Arzt und Patient*in häufig gegenübersaßen und neben einem bunten Blumenstrauß an Symptomen keine Erkrankung finden konnten, haben wir im Anhang eine orientierende Checkliste für den Besuch beim Hausarzt zusammengestellt. Sie ist als einfacher Leitfaden geschrieben und in einen Basisteil sowie einen speziellen Teil untergliedert. Sind diese sowie eine orientierende Ultraschalluntersuchung von Bauchraum und Schilddrüse unauffällig, werden je nach Beschwerdebild aufwändigere Untersuchungen (zum Beispiel Computertomographie/Magnetresonanztomograpie, Lungenfunktion, Herzultraschall, Nervenwasserpunktion oder andere) notwendig. Diese werden von entsprechenden Fachärzten beziehungsweise in spezialisierten Long-Covid-Ambulanzen angeboten (unter https://longcoviddeutschland.org/ kann eine deutschlandweite Auflistung solcher Spezialambulanzen aufgerufen werden).

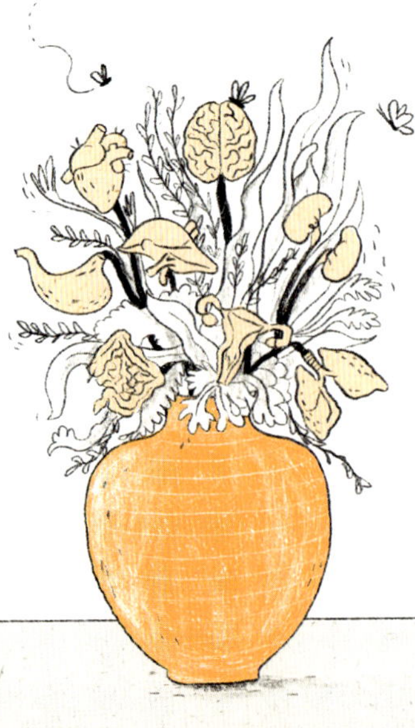

Was Betroffene dringend benötigen

Das erklärt der **Neuropsychologe Dr. Hartwig Kulke,** der regelmäßig Long-Covid-Patient*innen mit kognitiven Einschränkungen in seiner Praxis behandelt:

Aus meiner Sicht ist es von entscheidender Bedeutung, die Erkrankung als einen organisch begründeten Prozesses zu begreifen, der nicht durch mehr Willen und Motivation überwunden werden kann. Spekulationen darüber, dass die Symptome durch unbewusste psychische Prozesse ausgelöst werden, sind in den meisten Fällen unbegründet. Diese Annahme ist für Betroffene eher kränkend und führt im Zweifelsfall zu Reaktanz – mit oft negativen Folgen für die Gesundheit.

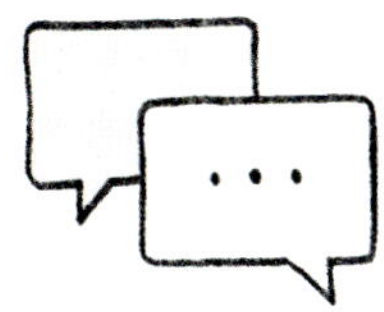

*Viele Long-Covid-Patient*innen versuchen, ihr gewohntes Aufgabenvolumen zu schaffen – ganz nach dem Motto »irgendwie wird es schon gehen«. Doch dieses Verhalten führt eher zu einer Verschlechterung der Symptome. Was Betroffene brauchen, ist Unterstützung in dem für sie schmerzlichen Prozess des »Sich-Abfinden-Müssens«. Sie benötigen ein Bewusstsein im Umgang mit ihren Grenzen und Verständnis durch das soziale Umfeld.*

Leider gibt es Lebensumstände, in denen diese anhaltende Leistungsschwäche der Betroffenen weniger abgefedert werden kann als im Arbeitsleben. Ich denke da zum Beispiel an junge Eltern, die sich ihren familiären Verpflichtungen nicht so einfach entziehen können. Angesichts der enormen Anzahl von Betroffenen ist es eine drängende gesellschaftliche Aufgabe, unterstützende Hilfen etwa für erziehende Mütter über den Kindergarten hinaus zu entwickeln, die es ermöglichen, die Zeitspanne bis zur Entwicklung wirksamer Behandlungsoptionen zu überstehen.

Wie unterschiedlich Long Covid sich auf das Leben von Betroffenen auswirkt, zeigen die nachfolgenden Erfahrungsberichte. Claudia und Heike stellen sich mit ihren unterschiedlichen Symptombildern vor und erzählen, wie es ihnen mit der Diagnose Long Covid ergangen ist.

Claudia – mein Leben mit Long Covid

Beruf: Ärztin
Alter: 31 Jahre
Infektion: Dezember 2020
Symptome: Herzbeutelentzündung, Fatigue, Kopf-, Muskel- und Gelenkschmerzen, kognitive Einschränkungen

Meine Geschichte

Mein Name ist Claudia. Ich gehöre zu den Betroffenen der zweiten Welle. Erkrankt bin ich kurz vor meinem 30. Geburtstag, im Dezember 2020. Damals gab es die Impfungen leider noch nicht und ich hatte das Pech, mich trotz aller erdenklichen Schutzmaßnahmen während der Arbeit bei meiner Kollegin anzustecken. An diesem Tag ging es uns beiden gut und wir hatten einen schönen gemeinsamen Arbeitstag. Dementsprechend überrascht war ich, als ich sechs Tage später erfuhr, dass sie Corona-positiv getestet worden war und ich damit als Kontaktperson der Kategorie I in Quarantäne musste.
Zunächst war alles gut. Ich konnte im Homeoffice weiterarbeiten und nutzte die übrige Zeit zum Ausmisten. Nach ein paar Tagen bekam ich jedoch leichte Symptome: etwas Halsschmerzen, ein bisschen Kopf- und Gliederschmerzen, etwas Schüttelfrost. Die Beschwerden waren so milde, dass ich erst dachte, ich würde mir das einbilden. »Typisch Mediziner! Ein bisschen trockene Heizungsluft, und du denkst gleich, du hättest Corona«, waren meine Gedanken. Einer anderen Kollegin, die ebenfalls in Quarantäne war, ging es ähnlich, und so haben wir uns mehrere Tage lang am Telefon die Situation gemeinsam schöngeredet. Über das Wochenende wurde es allerdings nicht besser. Plötzlich tat mir die Haarbürste beim Kämmen auf der Kopfhaut weh. Also beschloss ich, doch bei meinem Hausarzt anzurufen und um einen PCR-Test zu bitten. Nur zur Sicherheit. Der erste Termin nach meiner Quarantäne wäre ein Einsatz in einer Rehaklinik gewesen. Hier wollte ich kein Risiko eingehen. Zwei Tage später gegen 17 Uhr klingelte plötzlich mein Handy und das Labor war am anderen Ende.

»Sie sind leider Corona-positiv.« Dieses Gespräch werde ich nie vergessen. Seitdem ist in meinem Leben nichts mehr wie vorher.
Ich hätte nie damit gerechnet, wirklich positiv zu sein. Wir hatten uns doch an alle Schutzmaßnahmen gehalten! Da ich bereits wusste, dass SARS-CoV-2 gern das Herz und die Lunge angreift, habe ich sofort sämtliche anstrengenden Tätigkeiten eingestellt und mir selbst maximale Ruhe verordnet. Leider wurde es trotzdem schlimmer.
Es kam nun trockener Husten dazu und eine Kurzatmigkeit, die ich so noch nicht kannte. Beim Sprechen schnappte ich nach Luft und ich war so erschöpft, dass ich es nicht mehr schaffte, die Treppe in meiner Wohnung zu bewältigen. Mein Herz begann ständig zu stolpern. Ich hatte Herzrasen und ein Druckgefühl auf der Brust, als würde ein Elefant auf mir sitzen. Ich habe mich in meinem ganzen bisherigen Leben noch nie so krank gefühlt. Mit den Tagen wurde es, Gott sei Dank, etwas besser, und schließlich durfte ich nach einem erneuten negativen PCR-Test die Quarantäne wieder verlassen. Nun dachte ich, es würde alles wieder gut werden. Ein paar Tage Resturlaub über die Weihnachtsfeiertage, und mein Leben würde da weitergehen, wo ich zuletzt aufgehört hatte.

Ärztliche Abklärung

Falsch gedacht: Die Beschwerden sind geblieben. Die Herzbeschwerden entpuppten sich schließlich als Herzbeutelentzündung mit Erguss. Zusätzlich hatte ich etwas Flüssigkeit in beiden Lungenflügeln. Ich hatte fast täglich Kopf- und Gelenkschmerzen. Dazu kamen im Verlauf kognitive Probleme. Ich hatte plötzlich Wortfindungsstörungen, konnte mir Dinge nicht mehr merken und mich nicht lange konzentrieren. Laute Geräusche oder sehr helles Licht waren mir zu viel. Ich war mit einfachsten Aufgaben überfordert. Alleine im Supermarkt einkaufen? Unvorstellbar. Die massive Erschöpfung hat mich fast zur Verzweiflung gebracht. Kleinste körperliche oder geistige Dinge haben mich so erschöpft, dass es meinen Zustand teilweise bis zu zwei Wochen so verschlechtert hat, dass ich kaum mehr aus dem Bett aufstehen konnte. Selbst Duschen war zeitweise zu anstrengend.

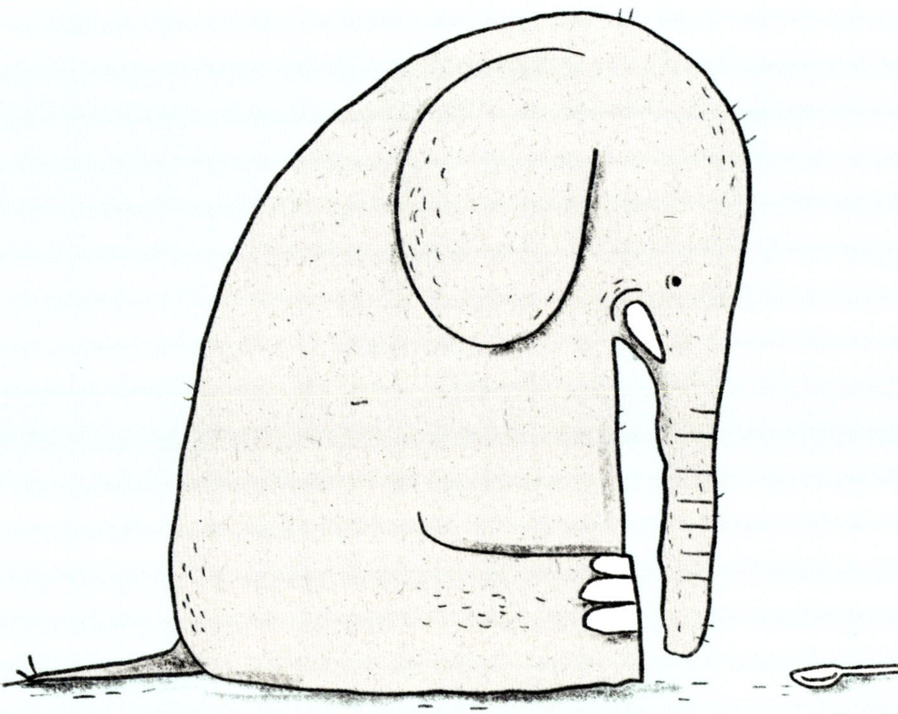

Manchmal ließ ich einfach das Mittagessen ausfallen, weil mir schlicht die Kraft dazu fehlte, mir etwas zuzubereiten. Das Schwierigste an der Situation ist, dass mein Antrieb, meine Motivation nach wie vor ungebrochen gut ist. Ich möchte gerne, aber ich kann einfach nicht.
Es folgten zahlreiche Arztbesuche zur Abklärung, reihenweise Absagen von Post-Covid-Ambulanzen und niemand, der sich für mich zuständig gefühlt hat. Während dieser Wochen und Monate ging absolut nichts vorwärts. Die Situation belastete mich schließlich so sehr, dass ich mir psychologische Unterstützung zur Krankheitsbewältigung suchte. Nach und nach habe ich gute Ärzte und Therapeuten gefunden, die mich so gut es geht unterstützen.

Wie es mir heute geht

Die Herzbeutelentzündung hat letztendlich ein Jahr gebraucht, um abzuheilen. Die übrigen Beschwerden sind leider geblieben. Durch konsequentes Pacing (also eine achtsame Balance von Aktivität und Pausen), regelmäßige Atemtherapie, Hirnleistungstraining beim Neuropsychologen, Psychotherapie, Entspannungsübungen und regelmäßige Bewegung im Rahmen meiner Grenzen habe ich es geschafft, einen halbwegs stabilen Zustand zu erreichen. Dieser Zustand ist noch weit weg von Normalität und guter Lebensqualität. Ich kann meinen Haushalt immer noch nicht alleine bewältigen oder Sport treiben. An Arbeit ist auch noch nicht zu denken. Die Fatigue und die Schmerzen sind ein ständiger Begleiter. Aber es geht langsam aufwärts. Der nächste Schritt ist jetzt eine stationäre Reha, und danach werden wir weitersehen. Immer ein Schritt nach dem anderen. Oder wie eine ehemalige Kollegin von mir immer sagte:
»Wie isst man einen Elefanten? – Löffel für Löffel.«

Meine Erfahrungen

Ich habe in den letzten eineinhalb Jahren aber nicht nur schlechte Erfahrungen gemacht. Nicht jeder kann mit einem chronischen Kranken umgehen. Die eine oder andere Freundschaft ist leider an der Situation zerbrochen. Aber dafür habe ich tolle neue Leute kennengelernt. Ich bin selbst nicht nur einmal auf Ärzte gestoßen, die mich nicht ernst genommen haben oder alle Beschwerden als psychosomatisch abgetan haben. Dafür habe ich mit etwas Mühe gute Ärzte gefunden, die mich und meine Erkrankung ernst nehmen, versuchen, mir zu helfen, und auch mal ehrlich zugeben, wenn sie etwas nicht wissen oder an einem bestimmten Punkt nicht weiterkommen. Meine Familie und mein Freund haben mir gezeigt, dass ich mich immer auf sie verlassen kann. Außerdem haben sich meine Prioritäten verschoben. Ich habe gelernt, dass Gesundheit das wichtigste Gut ist, das wir haben. Kein Geld der Welt, kein Job und auch kein Haus oder Auto können einen gesunden Körper ersetzen.

Meine Lessons Learned

- Hör auf deinen Körper! Der Körper zeigt uns, wenn etwas nicht stimmt. Es ist wichtig, dass wir lernen, diese Signale wahrzunehmen, und sie nicht einfach beiseiteschieben oder uns ausreden lassen.
- Steh für deine eigenen Interessen und Bedürfnisse ein: Wie oft bin ich zum Beispiel beim Arztbesuch am Empfang wegen irgendetwas abgewimmelt worden, obwohl ich der Meinung war, recht zu haben. Fast immer hat sich im Nachhinein herausgestellt, dass ich tatsächlich recht hatte. Ich habe inzwischen gelernt, auf mein Wissen zu vertrauen und mich in solchen Situationen nicht mehr einfach abwimmeln zu lassen, sondern kann mich inzwischen höflich, aber bestimmt durchsetzen. Es geht schließlich um die eigene Gesundheit und nicht darum, was das Gegenüber von einem denkt.
- Kommunikation ist alles! Sprich es an, wenn du etwas nicht schaffst oder wenn es dir schlecht geht. Man muss nicht immer alles schaffen und man darf auch mal Nein sagen. Woher sollen die anderen wissen, dass es uns gerade schlecht geht, oder ahnen, was wir gerade brauchen? Sie sind ja keine Hellseher. Nur wenn wir offen sprechen, kann unser Gegenüber uns auch verstehen und auf uns eingehen.

Das hat mir geholfen

- Konsequentes Pacing/Pausenmanagement: Lern deine individuellen Belastungsgrenzen kennen und teile dir deinen Tag, deine Aufgaben und deine Pausen so ein, dass du immer darunter bleibst.
- Zusammen ist man weniger allein! Such dir andere Betroffene, zum Beispiel über eine Selbsthilfegruppe. So kann man gegenseitig Erfahrungen und Tipps austauschen und man sieht, dass man nicht alleine ist. Manchmal entstehen so auch neue Freundschaften.
- Um Hilfe fragen und Hilfe annehmen: Trau dich, um Hilfe und Unterstützung zu bitten, wenn du sie brauchst. Versuch aber gleichzeitig das, was du selbst schaffst (innerhalb deiner Belastungsgrenzen), auch weiterhin selbst zu tun.

Das möchte ich anderen mit auf den Weg geben

Gutes Pausenmanagement ist wichtig. Das führt allerdings oft dazu, dass wir bewusst oder unbewusst auf schöne Dinge oder Aktivitäten verzichten um unsere Energie und Kraft für die unangenehmen Aufgaben zu sparen. Das kann der Arztbesuch sein, Dinge im Haushalt, die man nicht ewig aufschieben kann, oder mal wieder eine Auseinandersetzung mit der Krankenkasse oder der Rentenversicherung.
Natürlich sind diese Dinge wichtig und müssen irgendwann erledigt werden. Allerdings sollten wir ab und zu auch unsere Kräfte bewusst in etwas Schönes investieren, das uns guttut. Das können ganz kleine Dinge sein. Ein kleiner Spaziergang um den Block, eine Stunde Kaffee trinken mit der besten Freundin oder auch einfach mal die Lieblingsserie schauen. Vergiss solche Dinge nicht! Auch schöne Erlebnisse sind wichtig, um wieder gesund zu werden. Und wir dürfen uns ab und zu auch etwas gönnen!

Heike - mein Leben mit Long Covid

Beruf: Sachbearbeiterin
Alter: 45 Jahre
Infektion: Dezember 2020
Symptome: Fatigue, Kopfschmerzen (teilweise mit Sehstörungen), Hypersensibilität bei Licht und Lärm, Hautirritationen (zum Beispiel Jucken an Oberschenkel und Schienbein), Gelenkschmerzen (vor allem an Unterarm, Handgelenken und Fingern), kognitive Einschränkungen (Merkstörungen, Wortfindungsstörungen), Sehstörungen, Schwindel, Tinnitus, Verdauungsprobleme, Kurzatmigkeit/Atemnot

Meine Geschichte

Ich bin Heike, und ich infizierte mich im Dezember 2020 mit Corona. Am 16. Dezember wachte ich mit starken Kopf- und Gliederschmerzen auf. Ich hatte auch Reizhusten und merkwürdige Schmerzen in den Augenhöhlen. Zwei Tage später ließ ich mich testen und am Montag von meinem Hausarzt krankschreiben. Er war der festen Überzeugung, dass ich kein Corona hätte – am Abend erhielt ich aber das positive Testergebnis.
Ich hatte einen sogenannten milden Verlauf. Eine ganze Zeit habe ich nur geschlafen. Ich war sehr erschöpft, sogar Körperhygiene war anstrengend für mich. Einige Symptome, die während dieser Zeit auftraten, spüre ich bis heute: unter anderem Schwindel, Sehstörungen, Konzentrationsprobleme und Kopfschmerzen. Bis heute fühle ich mich kraftlos, und ich bemerkte, dass ich sehr empfindlich auf Geräusche und auf Licht reagierte. Obwohl ich unendlich müde war, litt ich unter Schlafstörungen. Ich hatte das Gefühl, dass mein Körper nicht richtig regenerieren konnte. Ende Januar bemerkte ich dann, dass mein Puls schon bei der kleinsten Belastung nach oben schoss. Und ich hatte immer wieder diesen unangenehmen Ton im Ohr. Beim Spazierengehen und Treppensteigen, selbst beim Sprechen wurde ich schnell kurzatmig und ich hatte das Gefühl, nicht genug Luft zu bekommen. Aber am meisten belastete mich der Schwindel. Mir war ständig schwindlig – ganz egal, ob ich mich bewegte oder mich nur im

Bett umdrehte. Außerdem hatte ich das Gefühl, dass mein Kopf wie benebelt war. Ich konnte keinen klaren Gedanken fassen und mir nichts mehr merken. Selbst beim Sprechen fielen mir nicht mehr die richtigen Wörter ein. Und dann waren da noch die ständigen Schmerzen. Ich hatte andauernd Kopfschmerzen – teilweise so stark, dass ich Sehstörungen hatte. Außerdem hatte ich immer wieder diesen einschießenden Schmerz – meist im Unterarm, in den Fingern und Handgelenken. Ich hatte gehofft, dass sich dieser Zustand mit der Zeit bessern würde, aber leider war auch acht Wochen später nicht der Fall.

Ärztliche Abklärung

Im März 2021, drei Monate nach der Infektion, war ich immer noch krankgeschrieben. Die Befunde von Kardiologe und Lungenfacharzt ergaben keine Auffälligkeiten. Nach dem Termin beim Neurologen brauchte ich drei Tage, um wieder einigermaßen auf die Beine zu kommen. Ich sagte ihm, dass irgendetwas in meinem Kopf nicht stimmt und dass ich mir große Sorgen wegen des Schwindels und der ständigen Kopfschmerzen machte. Als Antwort bekam ich vom Arzt zu hören, ich solle eine psychosomatische Reha machen, und die Vergesslichkeit hätte ich sicher schon vorher gehabt. Auch die Befunde von Augenarzt und HNO waren unauffällig. Meine Symptome waren aber noch da.

Ich wusste, dass ich etwas unternehmen musste, und habe mir einen Antrag auf Reha besorgt. Aber irgendwie fühlte ich mich noch nicht so weit. Ich habe den Antrag trotzdem ausgefüllt, weil ich wusste, dass es noch einige Zeit dauern würde, bis es so weit war. Weil mir die Ärzte nicht weiterhelfen konnten, habe ich mich mit meinen Beschwerden an eine Heilpraktikerin gewandt – und die Behandlung der Fußreflexzonen und die Cranio-Sacral-Therapie taten mir gut. Meine Schmerzen waren danach immer ein bisschen erträglicher. Außerdem versuchte ich, mich histaminarm zu ernähren, weil ich gehört hatte, dass sich diese Art der Ernährung positiv auf den Körper auswirken würde, und nahm zusätzlich einige Nahrungsergänzungsmittel.

Mein erster Rückfall und die Zeit danach

Ich kann mich noch sehr genau an meinen ersten Crash erinnern. Eine Woche lang hatte ich ein unerträgliches Rauschen im Ohr. Mein Schädel fühlte sich an, als würde er gleich platzen, und ich konnte kaum schlafen. Es hat einige Zeit gedauert, bis ich mich von diesem Rückfall erholt hatte, aber zum Glück pendelte sich alles wieder ein. Es gab Tage, da ging es besser, und dann ging es mir zwei Tage wieder schlechter. So verging Woche für Woche. Ich litt nach wie vor unter den beschriebenen Symptomen. Ich war ständig müde und erschöpft und dachte, dass dies wahrscheinlich an meinen Schlafproblemen läge. Mein Hausarzt verschrieb mir deshalb ein Schlafmedikament, auf das ich wirklich gut geschlafen hatte. Allerdings war ich davon völlig neben der Spur, auch noch am Folgetag. Deshalb beschloss ich, keine weitere Tablette mehr davon zu nehmen.

Meine Reha

Ende Juni trat ich meine fünfwöchige Reha an. Der Arzt fragte mich beim Aufnahmegespräch, ob ich einer Lumbalpunktion zustimmen würde. Das ist eine sehr invasive Untersuchung, bei der aus dem Rückenmark Nervenwasser entnommen wird. Ich habe deshalb erst gezögert, aber war bereit alles zu tun, damit es mir besser geht – und habe zugestimmt. Dabei wurde festgestellt, dass meine Kopfschmerzen durch einen Überdruck im Schädel verursacht wurden. Ich war froh, dass sich endlich eine Erklärung für diese Schmerzen fand, und bekam ein Medikament gegen die Spannungskopfschmerzen. Die Reha selbst war sehr anstrengend, aber sie hat mir gutgetan. Ich musste auch eine Berufstestung absolvieren, die mir sehr viel abverlangte. Wie zu erwarten, habe ich nicht gut abgeschnitten. Aber ich hatte das Gefühl, dass das Ergebnis nicht ernst genommen wurde. Im Gespräch teilte man mir mit, dass sich ja alles noch verbessern würde und dass man ja noch keine Erfahrung mit Long Covid hätte. Ich wurde zwar arbeitsunfähig entlassen, aber mir wurde auch bescheinigt, dass ich bald wieder meinem Vollzeitjob nachgehen könnte. Das hat mich sehr irritiert, denn durch meine Symptome war ich im Moment nicht einmal fähig, mich zwei Stunden am Stück auf etwas zu konzentrieren. Soweit ich das richtig verstanden hatte, zeigten das auch die Testergebnisse. Zu dem Zeitpunkt war mir jedoch leider nicht klar, welche Folgen diese Prognose für mich und meinen Gesundheitszustand haben würde. Erst mal war ich erleichtert zu hören, dass alles wieder gut werden wird. Ich wollte ja nichts anderes als in mein altes Leben zurück.

Berufliche Wiedereingliederung

Mitte November startete ich meine Wiedereingliederung – aber der Plan war ziemlich straff. Ich sollte innerhalb von vier Wochen schon wieder in Vollzeit arbeiten können. Ich machte mir Sorgen, dass ich dieses Ziel mit meinen Langzeitfolgen nicht erreichen könnte, aber ich wollte es versuchen. Ich konnte mich mit meinem Vorgesetzten einigen, dass ich für den Anfang nur einen Tag in die Firma komme und die restlichen vier Arbeitstage im Homeoffice arbeite. Darüber war ich sehr erleichtert, denn mein Arbeitsplatz befindet sich in einem Sechserzimmer. Ich hatte die Befürchtung, dass ich mich bei diesem Dauerlärm nicht auf meine Arbeitsaufgaben konzentrieren könnte. Die ersten vier Wochen habe ich gut durchgehalten. Ich war motiviert, und es war ein großer Schritt für mich, wieder zurück in die Arbeit zu kommen. Danach hatte ich drei Wochen Urlaub und Mitte Januar 2022 startete ich dann wieder in Vollzeit – so wie vor der Erkrankung. Das ging allerdings nur zwei Tage gut, dann wurden meine Symptome schlimmer. Ich habe mich durch die restliche Arbeitswoche gequält und lag das ganze Wochenende nur noch im Bett. In der nächsten Woche habe ich es noch einmal versucht – und obwohl ich es unbedingt schaffen wollte, war es einfach zu schnell zu viel Belastung für mich.

Wie es mir heute geht

Ich merke immer noch, dass ich sehr geräuschempfindlich bin, und das stresst mich total. Es kostet mich viel Energie, ein Gespräch mit mehreren Personen zu führen. Ich habe das Gefühl, dass ich die vielen Informationen nicht richtig verarbeiten kann. Und noch heute fallen mir immer wieder Wörter nicht ein. Nach einem einstündigen Gespräch bin so erschöpft, als hätte ich einen Zwölfstundentag hinter mir.

Auch meine Sehfähigkeit ist schlechter geworden, aber dafür haben die Ärzte keine Anhaltspunkte. Und ein normaler Arbeitstag im Büro wie früher ist im Moment leider nicht möglich, auch wenn ich mir das gewünscht hätte. Nun werde ich versuchen, eine Teilerwerbsminderungsrente zu beantragen, um für eine gewisse Zeit meine Stunden zu reduzieren.

Meine Erfahrungen

Ich habe eine ziemliche Ärzteodyssee hinter mir und leider hatte ich immer wieder – selbst bei der Spezialambulanz für Long Covid – das Gefühl, nicht ernst genommen zu werden. Hier war ich beim Gedächtnistest völlig überfordert und konnte mir die Wörter nicht merken. Im Arztbericht konnte ich anschließend lesen, dass der Arzt die schlechten Ergebnisse nicht durch meine Symptome, sondern durch meine »mangelnde Mitarbeit« erklärte. Ich war einmal mehr fassungslos. Der Neurologe, der im Oktober eine erneute Lumbalpunktion bei mir durchführte, nahm die Diagnose seiner Kolleg*innen aus der Reha nicht einmal zur Kenntnis. Ich wusste nicht mehr, was ich noch tun sollte – für mich gab es keine weiteren Anlaufstellen mehr. Also habe ich mich selbst belesen und gelernt, wo ich wichtige Informationen für mich finden konnte. Zuletzt war es sogar so, dass ich meinen Hausarzt über den aktuellen Stand der Forschung informierte. Eigentlich müsste es ja umgekehrt sein. Aber letztendlich geht es um meine Gesundheit, und dafür bin ich bereit, alles zu tun.

Das hat mir geholfen

Mir hat Pacing geholfen – also mit meiner Energie gut umzugehen und regelmäßig Pausen einzulegen. Auch die Cranio-Sacral-Therapie und kleine Spaziergänge (als es mir besser ging) haben mir geholfen. Insgesamt lebe ich bewusster und kann meine Körpersignale besser wahrnehmen. Sie signalisieren mir, wann es zu viel wird.

Das möchte ich anderen mit auf den Weg geben

- Mach nur das, was du dir zutraust!
- Nimm Hilfe an!
- Lass dich zu Arztterminen fahren (das spart enorm viel Energie)!
- Achte auf deine Grenzen!

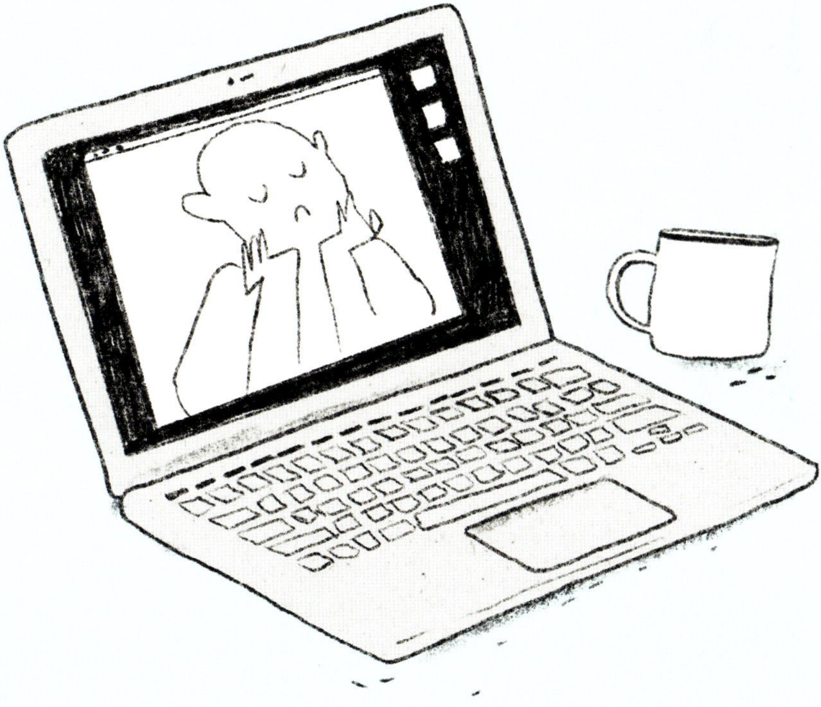

Ursachen

Wissenschaftler*innen auf der ganzen Welt forschen im Moment an den Ursachen, um Long Covid besser zu verstehen. Nicht nur Lunge und Herz können Schaden nehmen. Auch das Gehirn, Muskeln und Gelenke sowie Nieren, Darm oder Bauchspeicheldrüse – also nahezu alle Organsysteme – können betroffen sein. Woher kommt das? Folgende wissenschaftliche Hypothesen erklären die Langzeitfolgen von Betroffenen.

- Hypothese 1: Chronische Entzündung und Autoimmunität
- Hypothese 2: Unser Körper schafft es nicht, Erreger zu beseitigen
- Hypothese 3: Das Virus schädigt Körperzellen
- Hypothese 4: Beeinträchtigung der Funktion von Endothelien und Neigung zu Blutgerinnseln
- Hypothese 5: Energiemangel durch gestörte Mitochondrienfunktion
- Hypothese 6: Unser Darm und überempfindliche Mastzellen

Hypothese 1: Chronische Entzündung und Autoimmunität

Diese Hypothese geht davon aus, dass Entzündungsprozesse im Körper sowie eine übersteigerte Immunreaktion Long-Covid-Symptome hervorrufen. Einfach erklärt könnte man sagen, das Coronavirus wirbelt durch den gesamten Körper von Betroffenen. Je nachdem, wie deren Immunsystem aufgestellt ist, kann ein Gleichgewicht wiederhergestellt werden oder es kommt zu einem Entzündungschaos mit entsprechenden Langzeitfolgen.

Das Ungleichgewicht zwischen entzündungsfördernden und -hemmenden Stoffen kann uns viel Energie abverlangen und sogar Zellen schädigen. Das bekommen wir durch Müdigkeit oder Konzentrationsstörungen zu spüren. In einem Artikel der Zeitschrift *Nature Medicine* konnte gezeigt werden, dass das Risiko, für Long Covid mit zunehmender Krankheitsschwere, dem Alter, einem höheren Body Mass Index und dem weiblichen Geschlecht steigt. Dies könnte an sogenannten stillen Entzündungen mit einer vermehrten Ausschüttung entzündungsfördernder Botenstoffe liegen, die häufig bei solchen Patientengruppen zu finden sind.

Auf dem Boden einer chronischen Entzündung kann Autoimmunität entstehen. Solche Phänomene kennen wir bereits von anderen Erregern. Zum Beispiel können nach einer Mandelentzündung mit Streptokokken nach kurzer Beschwerdefreiheit Gelenkentzündungen auftreten.

Forschende der Yale University fanden bei Personen nach überstandener Covid-19-Infektion Autoantikörper, die sich gegen Strukturen in Gehirn, Blutgefäßen, Leber, im Verdauungstrakt und sogar gegen Botenstoffe unserer Immunabwehr richten.[7] Dazu muss man wissen, dass jeder Mensch Autoantikörper produziert. Sie bleiben so lange harmlos, wie sie in überschaubarer Konzentration vorhanden sind. Nimmt jedoch eine bestimmte Art von Autoantikörpern überhand, können diese schwere Schäden anrichten, denn sie greifen bestimmte Moleküle in ganz unterschiedlichen Organen an. Mehrfach gelang es, Autoantikörper im Blut von Long-Covid-Patient*innen nachzuweisen.[8]

Hypothese 2: Unser Körper schafft es nicht, Erreger zu beseitigen

Diese Hypothese geht davon aus, dass das Virus auch Monate nach der Infektion mit Covid-19 die Körperprozesse von Long-Covid-Betroffenen beeinflusst. Tatsächlich konnten Virenbestandteile im Körper von Patient*innen nachgewiesen werden.[9] Forscher*innen gehen davon aus, dass diese Virusüberbleibsel unser Immunsystem dauerhaft stimulieren. Diese anhaltende Alarmbereitschaft des Körpers könnte ebenfalls die Ursache für die Beschwerden sein.
Aus dieser Annahme entwickelten Wisschenschaftler*innen die Überlegung, dass eine erneute Konfrontation mit dem Erreger das Immunsystem der Betroffenen wieder ins Gleichgewicht bringen könnte - ähnlich wie ein »Reset« beim Computer. Deshalb wurde genau untersucht, wie Long-Covid-Patient*innen auf die SARS-CoV-2-Impfung reagieren. Bei bis zu einem Viertel der Patient*innen zeigte sich tatsächlich eine Verbesserung der Langzeitsymptome durch die Impfung. Leider kam es bei bis zu 14 Prozent zu einem gegenteiligen Effekt - die bestehenden Symptome verschlimmerten sich. Bei etwa der Hälfte der untersuchten Personen kam es zu keinen nennenswerten Veränderungen, weswegen ein Nutzen nicht gesichert ist.[10] Ursächlich für das unterschiedliche Ansprechen könnte erneut eine Fehlregulation des Immunsystems bei Long Covid sein.

Auch andere in unserem Körper schlummernde Viren könnten durch die Infektion mit Covid-19 wieder neu aktiviert werden. So löst das Epstein-Barr-Virus bei Menschen beispielsweise das bekannte Pfeiffer´sche Drüsenfieber aus. Wer einmal damit infiziert ist, trägt dieses Virus ein Leben lang im Körper - mit langfristigen Folgen. Genau wie bei Long Covid werden mit dem Epstein-Barr-Virus Fatigue und andere neurologische Beschwerden vermutet. Entsprechend dieser Annahme könnten andere Erreger durch das Coronavirus aktiviert werden und im Körper Beschwerden auslösen oder aufrechterhalten.

Hypothese 3: Das Virus schädigt Körperzellen

Dass Viren direkte Zellschäden verursachen können, ist für Mediziner*innen nicht neu. So können zum Beispiel unterschiedliche Herpesviren oder Enteroviren über eine Herzmuskelentzündung zu einer Organschädigung führen.[11] Damit das Coronavirus die Zellen direkt schädigen kann, braucht es als Türöffner ACE2-Rezeptoren an ihrer Oberfläche. Diese befinden sich auf fast allen Organen, was die Fülle an Beschwerden erklären konnte. Hier stellen wir beispielhaft drei Organsysteme vor, bei denen es direkt sowie indirekt (über das Immun- und Gefäßsystem) zu Schäden kommen kann.

Lunge

Betroffene haben oft Schmerzen in der Brust oder einen ständigen Hustenreiz. Beides kann zu einer flacheren Atmung führen. Das bedeutet, dass die Lunge nicht ordentlich belüftet wird, unserem Körper weniger Sauerstoff zur Verfügung steht und wir Luftnot haben. Hierzu stellen wir uns unsere beiden Lungenflügel als Säcke vor. Bei einer flachen Atmung werden diese immer enger zugeschnürt. Somit passt auch immer weniger Luft in die Säcke. Das Coronavirus kann das Lungengewebe jedoch auch direkt schädigen, wodurch narbige Veränderungen entstehen können. Diese Narben können ebenfalls zu ei-

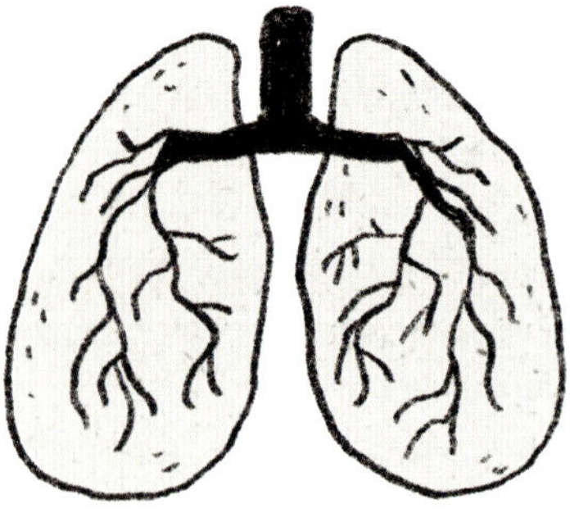

nem reduzierten Sauerstoffgehalt im Blut führen. Wer gar einen schweren Covid-19-Verlauf mit einer Beatmungstherapie auf der Intensivstation hatte, ist besonders häufig von Lungenschädigungen und anderen Langzeitfolgen betroffen.[12]

Gehirn und Nervensystem

Es wird derzeit noch erforscht, inwieweit direkte oder indirekte Schädigungen im Gehirn Symptome wie Kopfschmerzen, Gedächtnis- und Konzentrationsstörungen erklären können.[13] Es gibt mehrere Wege, wie das Coronavirus in unser Gehirn gelangen kann. Beispielsweise kann es über den Blutweg die Blut-Hirn-Schranke überwinden und die Gefäßwände kleinster Blutgefäße im Gehirn angreifen.[14] Hierdurch kann es zu Gewebeschädigungen durch Blutgerinsel, Einblutungen und entzündlichen Veränderungen kommen.[15] Ein Forschungsteam der Universität Oxford konnte bei Betroffenen einige Zeit nach durchgemachter Infektion signifikante Veränderungen im Gehirn beobachten. Die Ergebnisse der Studie

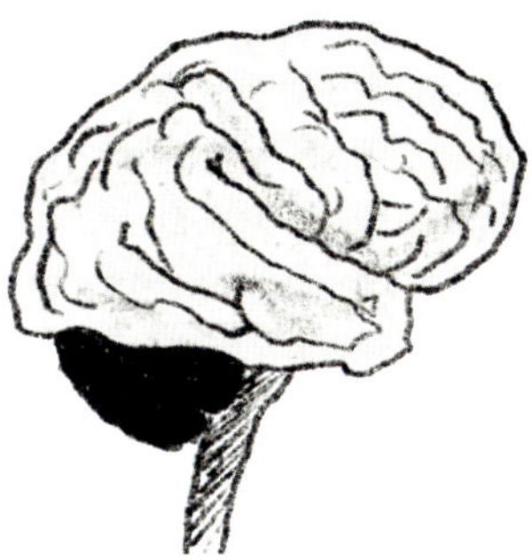

zeigten eine Abnahme der grauen Hirnsubstanz sowie eine Verringerung der Gesamthirnmasse.[16] Dies könnte durchaus die häufig auftretenden Gedächtnis- und Konzentrationsprobleme als Langzeitfolge erklären. Forschende der Uniklinik Freiburg erklären diese Symptome durch eine Funktionsstörung der Hirnrinde. Sie konnten im Rahmen einer Pilotstudie zeigen, dass der Gehirnstoffwechsel bei Betroffenen deutlich heruntergefahren war. Hirnareale im Stirn- und Scheitellappen waren besonders betroffen. Im Laufe der Studie verbesserte sich sowohl die Gedächtnisleistung der untersuchten Personen als auch die Stoffwechselaktivität der Nervenzellen. Einige der Betroffenen erreichten jedoch auch sechs Monate nach der Akuterkrankung noch kein Normalniveau.[17]

Das Virus kann aber auch von der Nasenschleimhaut aus ins Gehirn wandern und so den Geruchs- und Geschmackssinn beeinträchtigen.[18] Auch andere Hirnnerven können hiervon betroffen sein, und eine besondere Rolle scheint hierbei der Vagusnerv zu spielen.[19] Dieser lange Hirnnerv durchläuft fast alle inneren Organe und ist an der Steuerung der meisten Körperfunktionen beteiligt. Er verläuft vom Hirnstamm entlang der Luftröhre in den Bauchraum und verteilt sich auf die zu steuernden Strukturen. Eine Schädigung stört wichtige Körperfunktionen, die das Herz-Kreislauf-System, die Atmung und unseren Magen-Darm-Trakt regulieren. Die Erkrankung der kleinen Nervenfasern beginnt hierbei häufig innerhalb weniger Wochen nach Ausbruch der Covid-19-Erkrankung.

Herz

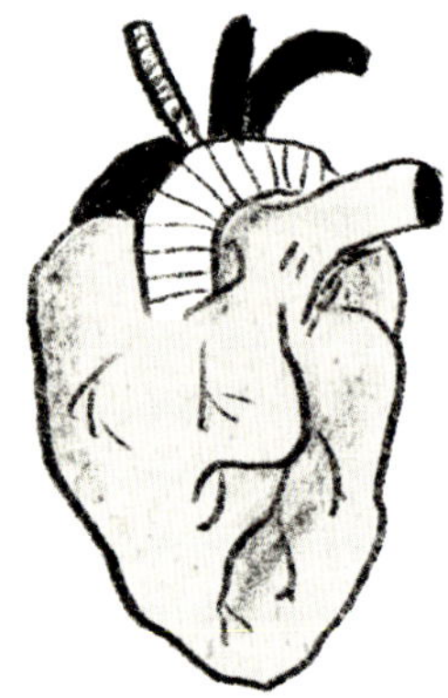

Auch am Herzen werden bei Betroffenen immer wieder Entzündungen (Myokarditis, Perikarditis) und Gefäßverschlüsse beobachtet.[20] Mögliche Symptome davon sind Müdigkeit, Abgeschlagenheit, Brustschmerzen, ein Engegefühl in der Brust und Herzrhythmusstörungen. Durch absterbende Zellen kommt es zu Umbauprozessen im Herzgewebe, die zu langfristigen Funktionsstörungen führen können. Über eine Schädigung des bereits erwähnten Vagusnervs können auch Beschwerden wie Herzrasen, Schwindel und Kreislaufprobleme mit Kollapsneigung (Postural Orthostatic Tachycardia Syndrome, POTS) erklärt werden.[21]

Hypothese 4: Beeinträchtigung der Funktion von Endothelien und Neigung zu Blutgerinnseln

Bereits zu Beginn der Pandemie wurde Long Covid als eine generalisierte Gefäßerkrankung mit Entzündung der Endothelien eingeschätzt. Endothelien sind die innere Schutzschicht unserer Gefäße.[22] Den Eintritt in diese Zellen verschafft sich das Coronavirus über deren ACE2-Rezeptoren.[23] Es können die Gefäßinnenwände im gesamten Körper betroffen sein und somit unterschiedliche Beschwerden hervorgerufen werden – von Durchblutungsstörungen[24] bis hin zu Blutgerinn-

selbildung und Embolien. Diese können im schlimmsten Fall lebensbedrohliche Folgen wie einen Herzinfarkt, Schlaganfall oder Lungenembolien haben.[25]
Dem Forschungsteam der Universität in Stellenbosch gelang es mittels spezieller mikroskopischer Methoden, Blutgerinnsel bei Betroffenen sichtbar zu machen. Das Besondere hierbei war, dass die gängigen Labortests diese nicht aufspüren konnten. Weiterhin schaffte es unser Körper nicht, die Blutgerinnsel aufzulösen. Diese umschlossen nämlich die für den Abbau entscheidenden Moleküle unseres Gerinnungssystems. Solche hartnäckigen Blutgerinnsel verhindern den Fluss von Blutzellen zu den kleinsten gewebeversorgenden Gefäßen.[26] Dadurch können die Zellen nicht ausreichend mit Sauerstoff versorgt werden, was letztlich zu einer Organbeeinträchtigung führt. Je nach Befallsmuster könnten so viele der Long-Covid-Symptome erklärt werden.

Hypothese 5: Energiemangel durch gestörte Mitochondrienfunktion

Damit unser Körper über ausreichend Energie verfügt, braucht es Mitochondrien. Dies sind winzige Gebilde in unseren Zellen, die auch als Kraftwerke unserer Zellen bezeichnet werden. Als Faustregel gilt hierbei: Je mehr Mitochondrien in den einzelnen Zellen sind, desto mehr Energie benötigen sie. Im Durchschnitt verfügt eine einzelne Zelle über 1000 bis 2000 Stück. Es wird davon ausgegangen, dass das Coronavirus die Mitochondrienfunktion schädigen kann. Sind etwa 60 Prozent unserer Mitochondrien beschädigt, bekommen wir die verminderte Energiebildung zu spüren: Unsere Leistungsfähigkeit nimmt ab und wir sind nicht mehr so fit und belastbar wie gewohnt. Unser Stoffwechsel gerät sozusagen ins Stocken.[27]
Weiterhin können unsere Mitochondrien auch Immunprozesse modulieren. Dies könnte sowohl den akuten Krankheitsverlauf als auch Long Covid ungünstig beeinflussen.[28]

Hypothese 6: Unser Darm und überempfindliche Mastzellen

In unserem Magen-Darm-Trakt leben Billionen von Bakterien, Viren und Pilzen, die zusammen als Darmmikrobiota bezeichnet werden. Diese ist von Person zu Person sehr unterschiedlich und wird vor allem durch unseren Lebensstil beeinflusst.

Eine Forschungsgruppe der University Seoul konnte bei Long-Covid-Betroffenen ein Problem in der Zusammensetzung der Darmmitbewohner beobachten.[29] Hierdurch könnte es dem Coronavirus leichter gelingen, in die Darmschleimhaut einzudringen und in unserem Körper zu überdauern.
Interessanterweise liefern Beobachtungen aus Großbritannien und USA Hinweise, dass Long-Covid-Patient*innen ähnliche Symptome zeigen wie Menschen mit einem Mastzellaktivierungssyndrom.[30] Hierbei handelt es sich um eine immunologische Erkrankung, bei der bestimmte Immunzellen, nämlich die Mastzellen, überempfindlich auf Reize reagieren.[31] Solche übereifrigen Mastzellen setzen auf unterschiedliche Reize verschiedene Botenstoffe frei. Histamin ist hiervon der bekannteste und kann bei Betroffenen allergieähnliche Beschwerden auslösen.

Die Ursache von Long Covid ist unserer Ansicht nach auf organische Prozesse zurückzuführen. Deshalb werden in diesem Überblick mögliche Spätfolgen durch psychosoziale Aspekte nicht näher ausgeführt.

Weiterhin gehen wir nicht auf Long Covid bei Kindern und Jugendlichen sowie auf das sogenannte Post-Intensive-Care-Syndrom (PICS) ein. Hierunter werden anhaltende Symptome zusammengefasst, die häufig nach dem Aufenthalt auf einer Intensivstation auftreten. Denn Therapien können neben erwünschten auch unerwünschte Wirkungen hervorrufen. Neben medikamentösen Nebenwirkungen gehören hierzu auch die negativen Folgen durch Sauerstoffzufuhr und künstlicher Beatmung. Es ist bekannt, dass beides zu Lungenproblemen führen kann. Darüber hinaus werden häufig Beeinträchtigungen von Nerven-, Muskelfunktionen sowie der kognitiven Leistung beschrieben.[32]

Sebastian – mein Leben mit Long Covid

Name: Sebastian
Beruf: Beamter
Alter: 30
Infektion: Oktober 2020
Symptome: Kognitive Einschränkungen (Konzentrations- und Aufmerksamkeitsprobleme, Wortfindungsstörung, Covid-Demenz, eingeschränkte Erinnerungen), chronische Kopfschmerzen, Lungenprobleme (Atemnot; Entzündung; vermindertes Lungenvolumen), Fatigue, Belastbarkeitsminderung, Gleichgewichtsprobleme, Schwindel, Muskelschwäche, Hitzewallungen/Fieber, Hautprobleme, erhöhter Blutdruck

Meine Geschichte

Ich habe mich im Oktober 2020 zusammen mit meiner Partnerin mit Corona infiziert. Wir waren sehr vorsichtig und haben alle Kontakte minimiert, aber trotzdem hat es uns getroffen. Ein (einziger) Besuch hat Corona bei uns eingeschleppt. Da wir es nicht wussten, arbeiteten wir in den Folgetagen normal weiter. Dann bekam ich den Anruf, der unser Leben veränderte: Unser Besuch war positiv. Ich bin direkt nach Hause gefahren. Zu Hause angekommen, lag meine Partnerin bereits im Bett, ich fühlte ich mich noch gut. Am gleichen Tag haben wir einen PCR-Test gemacht und einige Tage später das Ergebnis erhalten: Sie war positiv. Das war auch zu erwarten, da sie alle Symptome einer Grippe hatte und ihr der Geschmackssinn abhandengekommen war. Mir ging es immer noch gut, aber auch ich war positiv.

Die Tage danach

Meiner Partnerin ging es mit jedem Tag besser. Ich blieb zunächst symptomfrei. Nach der Quarantänezeit wollte ich den Briefkasten leeren und bin dafür zwei Stockwerke nach unten gelaufen. Unten angekommen, war ich schon ordentlich aus der Puste. Auf dem Rückweg musste ich mich nach ein paar Stufen setzen und hatte Atemnot. Ich hatte das Gefühl, dass ich nicht genug Luft in meine Lunge bekam.

Nach einer Weile hat mich meine Partnerin dann gefunden und mir geholfen, nach oben zu kommen.
Ich schonte mich einige Tage. Ich war ohnehin die ganze Zeit sehr müde und habe viel geschlafen. Zwischendurch habe ich immer wieder meine E-Mails abgearbeitet, aber irgendwie brauchte ich für alles sehr lange und ich war sehr schnell erschöpft.

Erste kognitive Auffälligkeiten

Neben der Atemnot machten sich plötzlich kognitive Symptome bemerkbar. Auf einem Adventskalender, den ich von meinen Eltern bekommen hatte, standen auf den Türchen nicht die Ziffern 1 bis 24, sondern kleine Rechenaufgaben, zum Beispiel »3 x 3«. Ich war sehr erschrocken, als ich bemerkte, dass ich Schwierigkeiten hatte, diese einfachen Aufgaben zu lösen. Ich habe ewig gebraucht, um das richtige Türchen zu finden. Meine Partnerin beobachtete noch weitere Auffälligkeiten, die ich selbst gar nicht bemerkte. Ich stellte die gleichen Fragen innerhalb von einigen Minuten noch einmal. Ich musste mich immer mehr anstrengen, um meine gewohnte Leistung halten zu können. Und je mehr ich mich angestrengt habe, desto müder wurde ich. Es war ein Teufelskreis. Gegen die Müdigkeit half auch kein Schlaf. Es war und ist eine merkwürdige Müdigkeit, die man gar nicht erklären kann, wenn man sie nicht selbst erlebt hat. Normalerweise ist man nach dem Schlafen erholt und fit. Aber nun spürte ich keinerlei Erholung.

Die ärztliche Abklärung

Beim Lungenarzt erreichte mich die nächste Hiobsbotschaft: Mein Lungenvolumen war auf circa 50 Prozent des Normalwerts gesunken. Im Herzultraschall beim Kardiologen konnten keine Auffälligkeiten gefunden werden. Von meiner Ärztin bekam ich nur zu hören, dass sich die Auffälligkeiten in der Lunge mit der Zeit geben würden und ich als junger fitter Mensch doch arbeiten könnte. Sie meinte, sie hätte auch Corona gehabt und sie könne nicht jeden krankschreiben, der zwei Wochen Urlaub machen möchte. Ich war fassungslos, denn damit hatte ich nicht gerechnet.

Ich habe direkt nach dem Gespräch meine Hausärztin angerufen, die mich seit meiner Kindheit kennt, und dort einen Termin vereinbart. In dem Gespräch sagte sie, dass ich als Hobbytaucher wahrscheinlich zuvor sogar ein überdurchschnittliches Lungenvolumen gehabt hätte, weswegen sie die Befunde des Lungenarztes sehr wohl als auffällig bewertete. In der Blutuntersuchung zeigte sich ein Mangel an Eisen, Magnesium, Vitamin B_{12}, Vitamin D und einigen anderen Stoffen. Ich erhielt Tabletten und Spritzen, um diesen Mangel auszugleichen.
Aufgrund meiner Vergesslichkeit und Fehleranfälligkeit wurde ich zum Neurologen geschickt. Er sagte mir, dass er derzeit die Symptome mildern könne, aber hoffe, dass sie mit der Zeit von selbst verschwänden. Ein Hirnleistungstraining sollte den Heilungsprozess unterstützen. Zusätzlich verschrieb er mir Medikamente gegen die Kopfschmerzen. Als Migränepatient wusste ich, dass ich eine besondere Art von Kopfschmerzen hatte: dauerhafte, nervige Schmerzen, die nur in der Stärke variierten und irgendwie immer da waren.

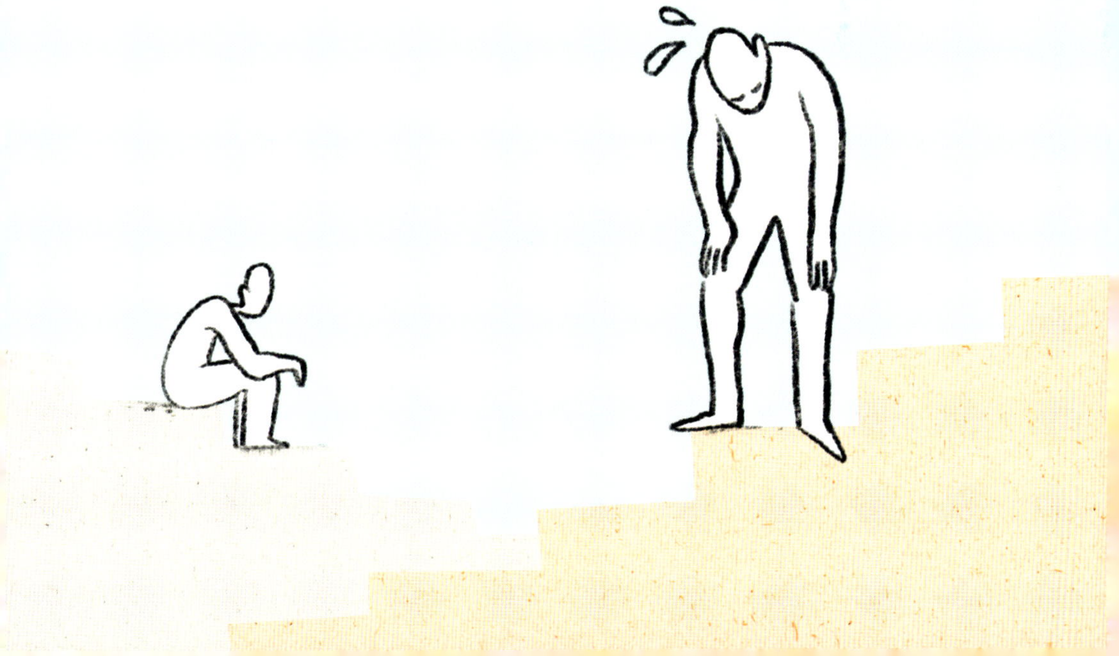

Es wurde schlimmer

Rückwirkend kann ich gar nicht sagen, wie es zu allem kam – es war ein schleichender Prozess. Vieles habe ich nicht direkt bemerkt oder als harmlos abgetan. Ohne meine Partnerin, die Tagebuch über meinen Verlauf führte, wüsste ich wahrscheinlich gar nicht, wie sehr sich mein Zustand in den nächsten Monaten verschlechterte. Ich habe immer länger geschlafen. An manchen Tagen bin ich nur auf die Toilette, habe etwas gegessen und mich wieder schlafen gelegt. Ich fuhr auch kein Auto mehr, da mir die Reize einfach zu viel waren. Ich hatte ständig Kopfschmerzen und Schwindel. Meine Partnerin konnte die Symptomverschlechterung nicht mehr mit ansehen und hat mich beim Hirnleistungstraining angemeldet. Dort habe ich mit der Ergotherapeutin verschiedene Spiele gespielt und Rätsel gelöst. In ihrem Bericht schrieb sie über mich: »Er konnte sich zu Beginn der Therapie nur schwer in den Räumlichkeiten orientieren. Er lief nicht frei, versuchte immer, mit einer Hand Kontakt zur Wand zu halten. Der Gang ist breitbeinig, Kraft und Ausdauer sind noch stark herabgesetzt. Er konnte sich das aktuelle Datum auch nach mehrfacher Wiederholung nicht merken ...«

Ich könnte ein ganzes Buch darüber schreiben, was ich in den vergangenen 16 Monaten alles erlebt habe. Ich war inzwischen noch einige Male bei meiner Hausärztin und beim Neurologen. Ich wollte irgendetwas, was mich wach machte. Mir wurde Physiotherapie, Gleichgewichtstraining und Atemtherapie verschrieben. Zusätzlich probierten meine Ärzte einige Medikamente an mir aus, aber nichts half. Inzwischen hatte ich auch Gleichgewichtsprobleme – so stark, dass ich sogar öfter am Tag umgefallen bin. Ich lief breitbeinig und mit Trippelschritten, um etwas Sicherheit zu haben. Das Laufen war so anstrengend und führte zu einem solchen Schwindel, dass ich mich beinahe übergeben musste. Auch meine Muskulatur baute immer weiter ab. Erst als ich Unterarmgehstützen verordnet bekam, konnte ich ohne große Einschränkungen wieder laufen – ein Meilenstein. Es war überwältigend.

Die Reha

Inzwischen war schon fast ein halbes Jahr vergangen. Ich wollte endlich mein altes Leben zurück. Mit den Gehhilfen konnte ich meinen Frieden machen, aber ich wollte meine kognitiven Fähigkeiten zurück. Meine Ärzte empfahlen mir deshalb eine Reha. Ich war nicht sonderlich begeistert, denn das würde ja bedeuten, dass ich wegmüsste. Wie sollte ich ohne meine Partnerin alleine zurechtkommen? Aber ich wollte alles versuchen, um wieder gesund zu werden, und entschied mich für eine Klinik direkt am See.

Mitte Juni trat ich die stationäre Reha an. Leider erwartete mich dort eine einzige Reizüberflutung - alles war zu viel. Aufgrund der Coronabeschränkungen durfte ich auch keine Begleitung dabeihaben. Im Nachhinein weiß ich gar nichts mehr von der ersten Untersuchung, außer dass der Arzt das Fenster offen hatte und im Innenhof etwa 100 Vögel piepsten. Ich konnte mich auf nichts anderes konzentrieren. Irgendwann hat er eingesehen, dass alles keinen Sinn hatte, und ich wurde aufs Zimmer gebracht, wo ich mich direkt hinlegte. Am ersten Tag habe ich eine Übersicht bekommen, was ich wann wo machen sollte. Meine Tage waren gefüllt mit Physio-, Ergo- und Berufstherapie.

In den ersten Wochen verbesserte sich mein Laufbild um einiges. Angespornt von dieser Entwicklung, wollte ich auch meine kognitiven Fähigkeiten verbessern. Ich fragte die Expert*innen, wie ich das tun könnte. Mit den Antworten darauf hatte ich aber nicht gerechnet: Laut Neuropsychologin sei ich zwar in den Übungsgruppen etwas langsam gewesen, objektiv betrachtet befände ich mich jedoch im Normbereich. Ich war erst mal platt über diese Aussage. Ich wusste, dass ich die Denkaufgaben, mit denen man mich testete, vor der Infektion problemlos erledigt hätte. Nun lag ich aber im untersten Normbereich – und damit sollte alles in Ordnung sein? Ich erklärte der Neuropsychologin, dass die 20 Minuten Testzeit keine Aussage über meinen kompletten Tag zuließen, und auch einfließen sollte, wie es mir danach ging. Deshalb wurde ich einem dreistündigen Test unterzogen. Das Fazit war, dass sich kognitive Defizite in fast allen geprüften Leistungsbereichen zeigten. Das hat mich nicht überrascht. Was mich allerdings schockiert hatte, war, wie die Ergebnisse von der Psychologin interpretiert wurden: Es sei wohl nicht auszuschließen, dass die kognitiven Einschränkungen eingebildet seien. Auch bei meinen Gehschwierigkeiten würde es keinen Anhaltspunkt geben, dass diese durch Long Covid hervorgerufen würden. Ich war fassungslos. Die neurologische Rehaklinik mit der Expertise für Long Covid erklärte mir, dass ich meine Symptome nur simulierte? Das konnte ich so nicht akzeptieren. Also begann ich selbst zu recherchieren.

Über eine Selbsthilfegruppe fand ich ein Video einer Betroffenen, die das gleiche Gangbild und ähnliche Beschwerden aufwies wie ich. Mit meinem Fund ging ich zum Oberarzt und zeigte ihm das Video. Seiner Meinung nach habe die Frau ebenfalls psychologische Probleme. Ich sei jetzt schon sechs Wochen da und wolle offenbar nicht gesund werden, daher werde er mich in den nächsten Tagen entlassen. Für mich war es heftig zu erleben, in welche Schublade man gesteckt wird, wenn Expert*innen nicht mehr weiterwissen.

Wie es mir heute geht

Nach ein paar Monaten zu Hause folgte eine zweite Reha. Diese verlief glücklicherweise ganz anders. Ich erhielt mittags eine Art Sperrstunde, damit ich mich ausruhen konnte. Die Tests zeigten nach wie vor Einschränkungen. Interessanterweise sahen die Ärzte dort aber keine Anhaltspunkte für die Diagnose »psychosomatische Störung«. Dass ich meine Symptome nur simulieren würde, stand in dieser Klinik nicht zur Debatte. Darüber war ich sehr froh, und ich wurde wieder mit der Diagnose »arbeitsunfähig« entlassen. Inzwischen kann ich wieder ohne Stöcke gehen, wobei ich immer noch breitbeinig durch die Gegend wackle. Die Kopfschmerzen, der Schwindel und die anderen Symptome sind noch da, aber mit mehr geplanten Pausen und Ruhephasen ist es nun halbwegs erträglich.

Das hat mir geholfen

Mir hat der Austausch mit anderen sehr geholfen – am meisten aber meine Partnerin, die immer für mich da war. Mit meinen Gehstützen konnte ich zwar wieder am Leben teilhaben, aber oft fand ich mich nicht zurecht oder war zu empfindlich, was Geräusche, Licht oder andere Reize anging. Es muss für meine Partnerin sehr anstrengend gewesen sein, ständig Kraft und Verständnis für mich aufzubringen. Trotzdem spürte sie immer, wenn es mir nicht gut ging. Ohne sie hätte ich das alles nicht geschafft, und dafür möchte ich mich an dieser Stelle noch einmal bei ihr bedanken.

Meine Lessons Learned

Ich profitiere immer noch sehr von dem Wissen, das ich in der Covid-Gruppe der Reha aufgenommen habe. Ich weiß jetzt, wie wichtig Pausen sind und dass ich am besten auf meinen eigenen Körper höre. Rückblickend glaube ich, dass meine ständige Überbelastung immer wieder zu Rückschritten geführt hat. Wenn man sich ständig überfordert, besteht die Gefahr, dass die Krankheit chronisch wird. Aber man sollte auch nicht zu wenig machen, um körperlich und geistig nicht komplett abzubauen. Es ist der schmale Grat dazwischen, der begangen werden muss.

Das möchte ich anderen mit auf den Weg geben

Man darf nur die Hoffnung nie aufgeben - das ist das Wichtigste! Du kennst deinen Körper am besten. Wenn du das Gefühl hast, dass etwas nicht stimmt, dann hast du vermutlich auch recht. Vertraue dir und deinem Gefühl – und lass dich nicht von anderen verunsichern.

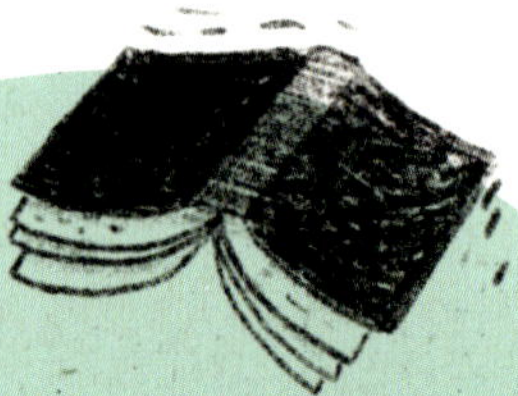

ANLEITUNG ZUR SELBSTHILFE

Energie, Gesundheit, Lebensqualität

Die Ursache von Long Covid ist unserer Ansicht nach auf organischer Ebene zu finden. Da es dafür aber noch keine spezifischen Therapieansätze oder Medikamente gibt, haben wir diese Anleitung zur Selbsthilfe verfasst.
Wir glauben fest daran, dass unser Körper stark genug ist, um Long Covid zu überwinden. Unsere Erfahrung im Umgang mit den Langzeitfolgen ist: Es kann Fortschritte geben. Das zeigen die vielen positiven Berichte von Betroffenen. Wir möchten dir Mut machen und nutzen unsere psychologische und (ernährungs-) medizinische Expertise, um dich ganzheitlich auf deinem Weg zu mehr Gesundheit und Lebensqualität zu begleiten.

Dein mentales Gesundheits-Selbstcoaching

Das Long-Covid-Selbstcoachingprogramm wurde von Stefanie Nüßlein für alle Betroffenen entwickelt, die zurück ins Leben wollen – ohne sich dabei zu überfordern. Durch wissenschaftlich fundierte Methoden und praktische Übungen wirst du Schritt für Schritt darin angeleitet, deine Gesundheit zu fördern. Dabei erwarten dich Konzepte zu Achtsamkeit, Stressmanagement und Pacing. Pacing bedeutet, durch ausreichend Schonung eine Überlastung zu vermeiden – und damit auch die Gefahr einer Verschlechterung deines Gesundheitszustands. Dieser Ansatz wird bereits erfolgreich in der Behandlung des chronischen Fatigue-Syndroms eingesetzt, um die Lebensqualität von Betroffenen zu erhalten und zu verbessern.[33] Deshalb wird Pacing auch von vielen Long-Covid-Ambulanzen (wie zum Beispiel der Charité) als aktuell wichtigster Behandlungsansatz empfohlen – auch von unserem Gastautor Dr. Hartwig Kulke, der in seiner neuropsychologischen Praxis unter anderem Long-Covid-Patient*innen betreut.

Der 6+2-Schritte-Plan des Selbstcoachings führt dich durch die verschiedenen Phasen deiner Erkrankung. In Schritt 1 setzt du dich aktiv mit deiner Krankheitssituation auseinander. In Schritt 2 geht es darum, ein besseres Gefühl für deine Körpersignale zu entwickeln. Darauf aufbauend erarbeitest du dir in Schritt 3 gesunde Pausenstrategien, um deine Energie für den Tag gut einzuteilen.

In Schritt 4 wirst du dabei begleitet, einen passenden Weg für dich zu finden, um mit deinen Symptomen im Alltag gut umzugehen - und auch schlechte Tage gut zu überstehen. In Schritt 5 lernst du hilfreiche Strategien kennen, um langfristig in Balance zu bleiben und dich in guten Phasen nicht zu überfordern.
Diese ersten fünf Schritte bilden das Fundament dieses Selbstcoachingprogramms. Dabei ist es wichtig, dir die nötige Zeit zu geben, die du und dein Körper dafür brauchen. In Schritt 6 richtest du deinen Blick nun langsam nach vorn und beginnst damit, ganz bewusst und achtsam deine körperliche und kognitive Leistungsfähigkeit zu trainieren. Die letzten beiden Schritte des Programms stellen Wegweiser dar, denen du in jeder Phase deiner Erkrankung folgen kannst. Du wirst angeleitet, Stresssituationen in deinem Krankheitsalltag zu meistern und mehr Raum für das Positive zu schaffen.

Deine körperliche Gesundheit

Im zweiten Teil erfährst du, was du tun kannst, um deinem Körper im Heilungsprozess zu unterstützen. Dafür sind neben einer antientzündlichen Ernährung auch die Darmgesundheit und ausreichend Schlaf das wichtigste Fundament für deine Gesundheit. Defizite von Mikronährstoffen sollten ebenfalls bemerkt und entsprechend behoben werden, damit die energieproduzierenden Stoffwechselschritte möglichst reibungslos ablaufen können. Auch die Atmung ist für unsere Gastautorin Maike Rist »mehr als nur Luft holen«. In ihrem Beitrag beschreibt die Ärztin, warum es für Long-Covid-Patient*innen wichtig ist, ihre Atmung zu trainieren. Es gibt also zentrale Ansatzpunkte, wie du deine körperliche Gesundheit selbst positiv beeinflussen kannst.

Mentale Gesundheit

Ein Selbstcoachingprogramm für verschiedene Phasen von Long Covid

Dieser erste Teil zu mentaler Gesundheit enthält alles, was du brauchst, um deine Energie gut einzuteilen – mit einer Extraportion Entspannung und Empowerment. Aus Gesprächen mit anderen Betroffenen und aus eigener Erfahrung im Umgang mit den Langzeitfolgen weiß ich: Es ist nicht leicht, positiv nach vorn zu schauen, wenn Verbesserungen nur langsam spürbar sind. Hinzu kommen auch schlechte Tage, die nur sehr schwer zu verkraften sind. Schnell entsteht dann das Gefühl, zurückgeworfen zu werden. In solchen Phasen war ich sehr frustriert und niedergeschlagen. Ich hatte das Gefühl, die Kontrolle über mein eigenes Leben zu verlieren. In solchen Momenten versuchte ich mich an ein hilfreiches Zitat zu erinnern, das mich im Laufe meiner Long-Covid-Erkrankung immer wieder motiviert hat:

»You can't stop the waves, but you can learn to surf.« Jon Kabat-Zinn

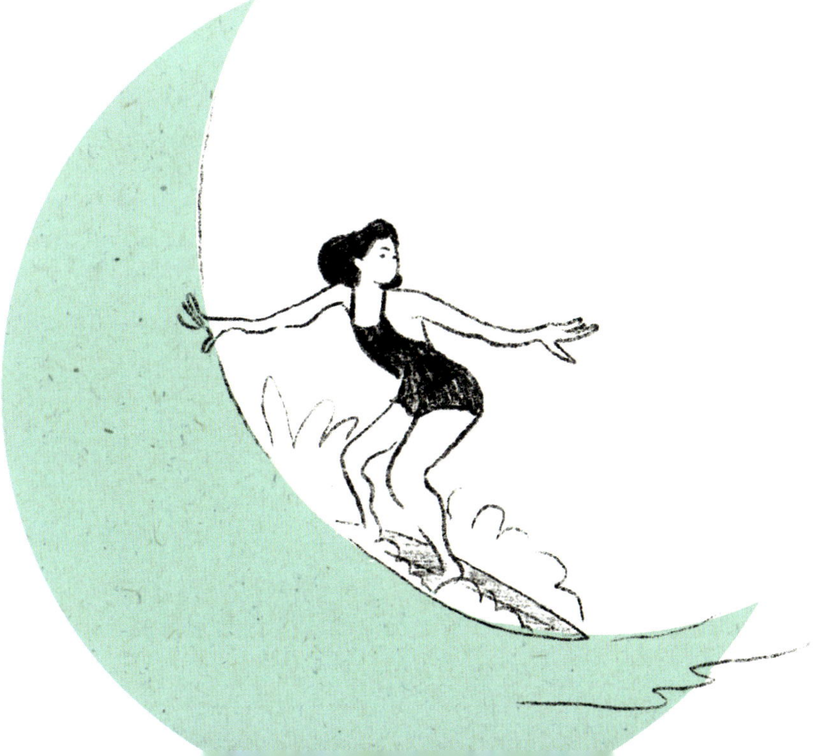

Nach vielen Monaten des Selbsttrainings ging es mir nach und nach immer besser. Aber ich erinnere mich noch sehr wohl daran, dass ich gerade zu Beginn oft von hohen Wellen überrollt wurde. Diese großen Wellen bestanden aus Schmerzen, Rückfällen, neuen Symptomen, Angst, schlaflosen Nächten. An anderen Tagen gab es kleinere Wellen und manchmal sogar gar keine. Und das ist eine Zeit des Fortschritts und der Genesung; hier lassen sich Symptome lindern.
Die Sache ist die: Du kannst entweder lernen, auf den Wellen zu surfen, oder dich von den Wellen überrollen lassen. Das Selbstcoaching unterstützt dich dabei, deine Gesundheit zu fördern. Und zwar mit ganz viel Wissen und konkreten Tipps für deinen Alltag. Das Programm besteht aus 6 + 2 Schritten:

- Schritt 1: Annehmen, was ist
- Schritt 2: Grenzen spüren und Warnsignale entdecken
- Schritt 3: Pausen als Boxenstopp
- Schritt 4: Schlechte Tage gut überstehen
- Schritt 5: In Balance bleiben
- Schritt 6: Weiterentwicklung durch Selbsttraining
- Schritt 6 + 1: Stress meistern
- Schritt 6 + 2: Energie-Booster

Du lernst Schritt für Schritt, wie du gut mit deiner Energie umgehen und so auch die kleinen Wellen für deine Gesundheit nutzen kannst. Alle beschriebenen Übungen basieren auf psychologischen Erkenntnissen, Erfahrungsberichten und wissenschaftlichen Studien. Es kann sein, dass nicht jeder Impuls zu dir passt. Menschen sind verschieden, und vielleicht ist das, was anderen hilft, nicht das Richtige für dich. Nutze das Selbstcoaching als Impuls. Nimm das mit, was für dich hilfreich ist, und überspringe Punkte, die nicht zu dir passen. Ganz nach dem Motto: »Schau, was gelingt, und mach mehr davon«.
Lass dich inspirieren!

Schritt 1: Annehmen, was ist

Der erste und wohl schwerste Schritt ist zu lernen, die Situation so anzunehmen, wie sie gerade ist. Das ist eine echte Herausforderung, die vielen Menschen schwerfällt. Long Covid reißt viele Betroffene förmlich aus dem Leben. Ihre körperliche und mentale Leistungsfähigkeit ist oft so eingeschränkt, dass selbst kleine Aufgaben im Alltag zur Herausforderung werden. Alles, was man früher nebenbei und ohne großen Aufwand erledigt hat, kostet nun Energie.

»Accepting myself as I am is the first step to recovery.«

Warum es so schwerfällt, die neue Situation zu akzeptieren

Es kann sehr belastend sein, nun nicht mehr das leisten zu können, was man gewohnt war. Eine solch gravierende Veränderung im Leben beeinflusst die Ich-Identität. Betroffene haben das Gefühl, hilflos zu sein, oder fühlen sich minderwertig. Auch andere negative Gefühle wie Wut, Angst und Verzweiflung werden erlebt – bis hin zu einer tiefen emotionalen Krise. Ganz besonders sind Personen betroffen, die einen hohen Anspruch an sich selbst haben oder es gewohnt sind, ihre eigenen Bedürfnisse für andere zurückzustellen.

Verdrängung

Es liegt in der Natur des Menschen, dass Betroffene diese neue Realität zunächst nicht wahrhaben wollen. Denn negative Gefühle sind belastend und anstrengend. Deshalb gehen wir im Alltag oft darüber hinweg, ohne dass wir dies überhaupt bemerken. Das ist ein psychologischer Schutzmechanismus, der uns hilft, Stress zu vermeiden und mental in Balance zu bleiben. Eigene negative Emotionen zuzulassen kann aber auch sehr entlastend sein. Mein Schlüsselerlebnis dazu war das erste Zusammentreffen mit meinem Team nach meiner Erkrankung.
Ich wurde gebeten, einen kurzen Vortrag zu Long Covid zu halten. Alle hörten aufmerksam zu und machten sich Notizen. Ich berichtete von Symptomen und wissenschaftlichen Erklärungsansätzen. Als ich mit dem Vortrag fertig war, fragte ich direkt in die Runde, ob es noch Fragen gäbe. Womit ich aber nicht gerechnet hatte, war die Stille, die mir entgegenschlug. Ich war sehr irritiert und es dauerte erst einen Moment, bis ich begriff, warum sich niemand zu Wort meldete.

Meine Kolleg*innen brauchten offenbar erst etwas Zeit, um das Gehörte zu verarbeiten. Alle waren sehr betroffen.

In diesem Moment wurde mir bewusst, dass ich mir diese Reaktion selbst nie zugestanden hatte. Ich wollte nicht herumjammern und auch kein Mitleid. Stattdessen versuchte ich, das Beste aus der Situation zu machen. Mit dieser Strategie habe ich jedoch etwas Wichtiges ausgeklammert: nämlich meine tatsächlichen Gefühle zu meiner Krankheitssituation. Diese negativen Gefühle standen mir offenbar im Weg: nicht nur im Gespräch mit Ärzt*innen, die meine Long-Covid-Symptome mit psychosomatischen Belastungsfaktoren zu erklären versuchten, sondern auch bezogen auf meine positive Lebenseinstellung.

Die tiefe Betroffenheit meines Teams spiegelte mir all die Emotionen wider, die ich in den vergangenen Monaten übergangen hatte. In diesem Moment spürte ich, dass sich etwas in mir veränderte. Es war so, als würde eine Last von meinen Schultern fallen. Zum ersten Mal konnte ich beide emotionalen Zustände miteinander vereinen: Ich akzeptierte die Situation, wie sie war, und gleichzeitig konnte ich meine negativen Gefühle zu meiner Krankheitssituation annehmen: meine Traurigkeit darüber, dass nichts mehr so ist, wie es einmal war - meine Angst und meine Wut. Und das fühlte sich richtig an.

Akzeptanz bedeutet, dass du zunächst dein Gefühl zu deiner Situation akzeptierst - auch wenn es negativ ist. Es bedeutet nicht zwangsläufig, die Situation an sich gutzuheißen! Du musst nicht gut finden, was du fühlst. Lass das Gefühl einfach da sein, bewerte es nicht und versuche es nicht wegzudrängen. Wenn du es schaffst, unangenehme Gefühle zu ertragen, obwohl du die Umstände erst einmal nicht verändern kannst, dann bist du auch in der Lage, deinen Schmerz zu überwinden.

ÜBUNG 1

Ich nehme wahr

Nimm dir einen Moment Zeit für dich und beschäftige dich mit folgenden Fragen:

- **Welche Gefühle kommen in mir hoch, wenn ich an meine aktuelle Situation denke?**
- **Wie erging es mir, als ich die Diagnose Long Covid erhalten habe?**
- **Vervollständige nun folgende Sätze:**

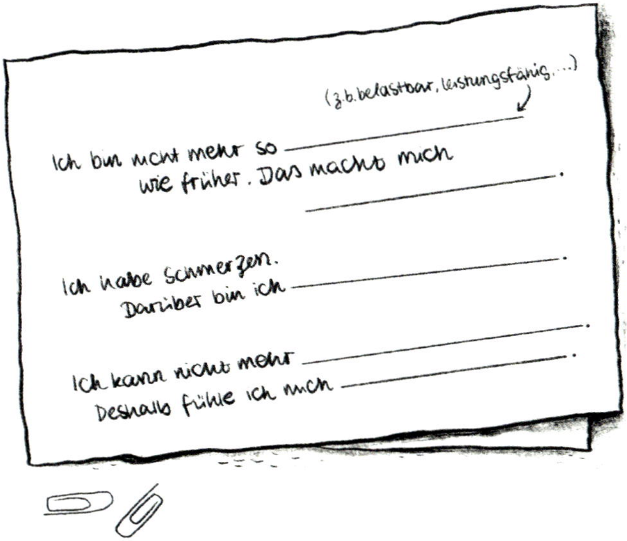
(z.B. belastbar, leistungsfähig, ...)
Ich bin nicht mehr so
wie früher. Das macht mich
Ich habe Schmerzen.
Darüber bin ich
Ich kann nicht mehr
Deshalb fühle ich mich

Wissenschaftliche Studien belegen, dass Menschen, die in Akzeptanz geübt sind, psychisch gefestigter sind und Veränderungen besser annehmen können.[34] Sie sehen schwierige Lebenssituationen eher als überwindbare Phasen an und reagieren flexibler auf ihre Umweltbedingungen. Bei einer Studie mit Patient*innen, die unter chronischen Kopfschmerzen litten, konnte gezeigt werden, dass mehr Akzeptanz mit weniger Einschränkungen, besserer Schulleistung und weniger depressiven Symptomen verbunden ist.[35]

Was macht mich aus?

Es ist sehr schwer, das Leben mit Long Covid anzunehmen, wenn plötzlich nichts mehr so ist, wie es einmal war. Denn die belastenden Symptome beeinträchtigen oft sämtliche Bereiche des Lebens – berufliche Leistungen, Freizeitaktivitäten bis hin zur Gestaltung von Beziehungen. Menschen, die voll im Arbeitsleben stehen, sind oft nicht mehr in der Lage, ihre beruflichen Aufgaben zu meistern. Personen, die vor der Erkrankung sehr gesellig waren, ziehen sich nun von ihrer Umwelt zurück. Es fehlt ihnen die Energie, um selbst einfache Alltagstätigkeiten auszuführen. In Anbetracht dieser Situation stellt sich für Betroffene oft die Frage: Wer bin ich eigentlich und was macht mich aus? In den nachfolgenden beiden Übungen beschäftigst du dich mit dir selbst und deinen Stärken. Dieses Selbst-Bewusstsein gibt dir Halt und Sicherheit – gerade in problematischen Zeiten.

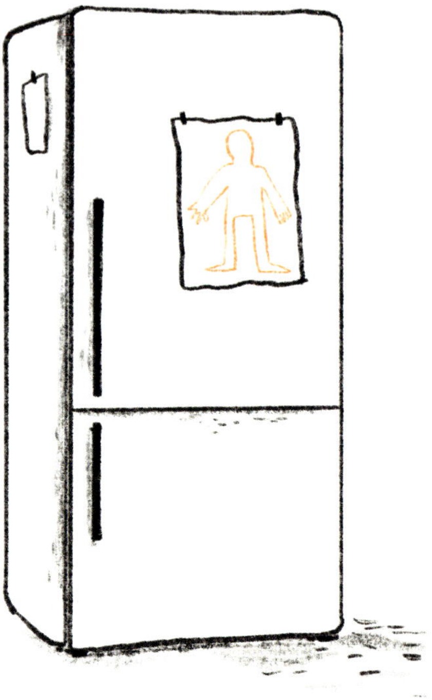

ÜBUNG 2

Ich-Identität

- Nimm ein großes Blatt Papier und male die Umrisse deines Körpers auf.
- Ergänze die folgenden Fragen:
  - Das macht mich einzigartig: ...
  - Das zeichnet mich aus: ...
  - Das schaffe ich im Moment gut: ...
  - Das stimmt mich froh: ...
  - Darauf kann ich stolz sein: ...
  - Diese Hürden habe ich bereits erfolgreich bewältigt: ...
- Betrachte das Ergebnis und spüre in dich hinein: Wie geht es mir gerade?
- Hänge das Bild gut sichtbar in deiner Wohnung auf. Vielleicht findet sich ein Platz in der Küche oder in deinem Schlafzimmer?

ÜBUNG 3

»Warme Dusche«

- Besorge eine schöne Postkarte, beschreibe sie in etwa wie folgt und übergib sie einem*r Freund*in. Lass nach den Fragen genügend Platz zum Ausfüllen.

  Liebe*r XY,
  ganz herzlichen Dank dafür, dass du diese Fragen zu meiner Person beantwortest. Damit unterstützt du mich darin, auch schlechte Tage gut zu überstehen.
  - Was macht mich besonders?
  - Wofür bewunderst du mich?
  - Worauf kann ich stolz sein?
  - Welche Hürden habe ich aus deiner Sicht bereits bewältigt?
- Lies die Rückmeldung und genieße das schöne Gefühl.
- Hänge die Karte an einen Ort, an dem du täglich vorbeikommst.

Die Perspektive ändern

Es ist für dich und deinen Genesungsprozess wenig förderlich, deinen eigenen Wert als Mensch nur danach auszurichten, was du leisten kannst. Wer seine Identität davon abhängig macht, ob er seine Ideale und frühere Maßstäbe erfüllen kann, wird immer wieder zurückgeworfen und enttäuscht werden. Ein möglicher Ausweg aus dieser Negativ-Spirale ist die Veränderung des eigenen Blickwinkels – auf sich selbst und darauf, was dir Energie gibt. Durch diesen Perspektivenwechsel bist du besser in der Lage, Rückschritte auszuhalten, nicht aufzugeben und immer wieder neue Kräfte zu entfalten.

Innere Glaubenssätze

ÜBUNG 4

Versuche herauszufinden, was hinter deinem Verhalten steckt. Warum treibst du dich immer wieder an, bestimmte Dinge zu erledigen, obwohl dir dafür die Kraft fehlt? Diese Fragen können dir dabei helfen, deinen inneren Glaubenssätzen auf die Spur zu kommen:

- **Möchte ich stark sein und keine Schwäche zeigen?**
- **Möchte ich Dinge effizient erledigen?**
- **Möchte ich schlimmere Situationen/Katastrophen verhindern?**
- **Möchte ich andere nicht enttäuschen?**
- **Möchte ich gelobt werden und Anerkennung bekommen?**
- **Möchte ich verhindern, von anderen abgewertet zu werden?**
- **Möchte ich das Gefühl von Kontrolle und Sicherheit haben?**

Kommen dir einige dieser Sätze bekannt vor? Wenn ja, dann hast du somit tief verankerte Überzeugungen in dir entdeckt, die dir vermutlich gar immer bewusst sind. Nimm dir Zeit, um dich mit diesen Glaubenssätzen bewusst auseinanderzusetzen. Frage dich, ob es dir in diesem Moment tatsächlich wichtig ist, auf diese Weise zu handeln – oder ob dein Verhalten aus einem früheren Verhaltensmuster gesteuert wird. Mache dir klar, woher dein Impuls kommt, und entscheide bewusst darüber, wie du dich verhalten möchtest.

Ich bin okay, so wie ich bin

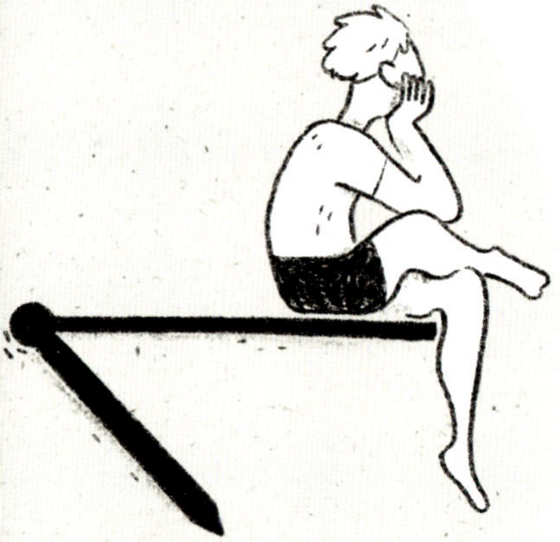

Bei der Genesung von Long-Covid-Betroffenen stehen zwei wichtige Erkenntnisse im Fokus deines Weges zu mehr Energie und Lebensqualität:

- Der Körper braucht Zeit, um zu regenerieren.
- Der Genesungsprozess verläuft in Wellen.[36]

Besonders der wellenförmige Verlauf von Long Covid ist eine echte Herausforderung: Es gibt kleine Schritte nach vorne und auch immer wieder Schritte zurück – beides gehört dazu. Leider fällt es uns schwer, Rückschritte zu akzeptieren. Sie fühlen sich immer ein wenig an, als würde man scheitern. Das ist schmerzhaft und macht auch Angst. Vielleicht kann dir in solchen schwierigen Momenten ein Mantra helfen, die Situation auszuhalten und dabei nicht den Mut zu verlieren. Mantras sind ein Gegenentwurf zu deinen negativen Glaubenssätzen.

ÜBUNG 5

Mein Mantra

- **1. Wähle ein Mantra auf Seite 61 aus, mit dem du dich gut identifizieren kannst, oder kreiere ein ganz eigenes Mantra für dich.**
- **2. Mache dein Mantra sichtbar: Suche ein passendes Bild oder einen Gegenstand, der dieses Mantra für dich symbolisiert.**
- **3. Speichere das Bild als Hintergrund in deinem Handy oder platziere den Gegenstand an einem Ort, den du täglich aufsuchst. Je öfter du dein Mantra siehst, desto schneller wirst du die Botschaft unterbewusst verinnerlichen.**
- **4. Halte inne, wenn du das Bild oder den Gegenstand im Alltag wahrnimmst. Erinnere dich an dein persönliches Mantra und mache dir bewusst: Es ist okay!**

Mantra 1: Es ist okay so, wie es ist. Oft erwarten wir, dass die Dinge anders sind. Schöner, unkomplizierter, weniger anstrengend … Doch dadurch verhindern wir, dass wir eine Situation annehmen und verarbeiten können. Mit diesem Mantra erinnerst du dich daran, loszulassen und die Dinge so zu akzeptieren, wie sie sind. Denn du kannst die Situation gerade nicht verändern. Es ist okay, wenn es dir heute nicht gut geht. So geht es auch vielen anderen Betroffenen – Tag für Tag.

Mantra 2: Ich darf enttäuscht sein. Wir wollen stark sein und schieben dafür negative Gefühle weg. Doch was wir dabei vergessen, ist: Dieses Wegschieben kostet wertvolle Energie, die dann für andere Dinge fehlen wird. Dieses Mantra hilft dir, deine Gefühle so anzunehmen, wie sie sind. Du darfst frustriert und wütend sein. Du darfst enttäuscht und traurig sein. Wenn du bereit bist, das auszuhalten, wirst du bemerken, dass diese Emotionen langsam weniger werden – und dass es dir besser geht.

Mantra 3: Ich bin genug. Ganz egal, ob heute ein guter oder schlechter Tag ist – es darf dir gutgehen. Du verdienst Unbeschwertheit im Leben, schöne Momente und gute Gespräche. Du darfst auch für deine Bedürfnisse einstehen. Du bist genug. Auch, wenn du heute bestimmte Dinge nicht schaffst, obwohl du sie dir vorgenommen hast. Und auch dann, wenn du es heute nicht jedem recht machen kannst.

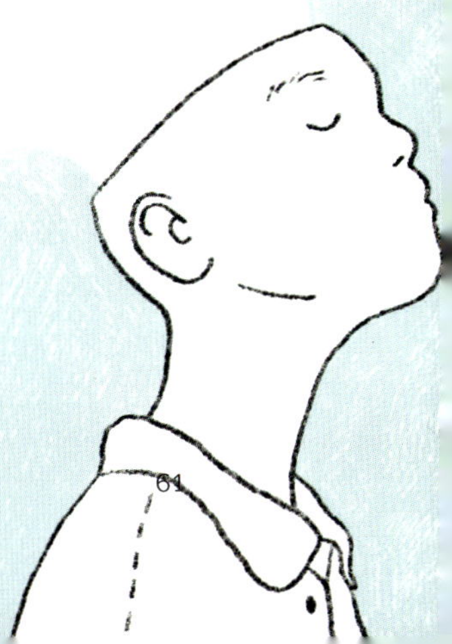

Selbstabwertung stoppen!

»Verflixt! Nun habe ich doch schon wieder meinen Schlüssel vergessen ... warum bin ich so blöd und vergesse immer alles?!« Zack - schon (wieder) ist es mir passiert. Ich werte mich ab, weil ich mich über mich selbst ärgere. Kommt dir das bekannt vor? Falls ja, dann versuche, diese negativen Selbstgespräche im Alltag möglichst zu vermeiden. Auch, wenn die Beschimpfungen gar nicht ernst gemeint sind: Deine Gedanken sind mächtig! Sie haben Einfluss auf deine Stimmung, Gefühle und sogar auf dein körperliches Befinden. Achte deshalb auf deine innere Haltung! Wenn du dich für etwas schlecht machst, was du selbst nicht beeinflussen kannst, wirkt das unbewusst in dir weiter. Das zeigt dir das nachfolgende Gedankenexperiment.

ÜBUNG 6

Die Macht der Worte

- **Lies folgende Worte und beobachte dich, was sie in dir auslösen. Welche Bilder, Gedanken und Erinnerungen kommen in dir hoch? Wie fühlst du dich?**

  Fehler, Problem, Sorgen, Schuld, Strafe

- **Schließ nun die Augen und atme einmal tief durch. Mach dich frei von den Gedanken und Gefühlen, die gerade in dir aufgekommen sind. Wenn du Abstand dazu gewonnen hast, dann lese die folgenden Worte. Beobachte dich auch hier, was sie in dir auslösen. Welche Bilder, Gedanken und Erinnerungen kommen nun in dir hoch. Wie fühlst du dich?**

  Freude, Lachen, Genesung, Fortschritt

Wie ist es dir mit dem Gedankenexperiment ergangen? Hast du unterschiedlich auf die verschiedenen Worte reagiert? Je nachdem, welche Bedeutung sie für dich haben, lösen sie positive oder negative Reaktionen bei dir aus. Deine Worte und Gedanken beeinflussen deine Gefühle. Erinnere dich daran, wenn du dich das nächste Mal über dich ärgerst. Statt unsere Aufmerksamkeit auf die eigenen Fehler oder Dinge zu lenken, die wir nicht beeinflussen können, sollten wir lernen, geduldig mit uns zu sein. Ich bin mir sehr sicher, dass du alles so gut machst, wie du es gerade kannst. Mach dir das immer wieder bewusst und fange am besten gleich damit an. Auch die folgende Meditationsübung kann dabei helfen.

ÜBUNG 7

Achtsamkeitsmeditation »Ich bin mein Freund«

Dauer: 13 Minuten –
Scanne ganz einfach den Code.

Lessons Learned

In diesem ersten Schritt hast du gelernt, deine Situation anzuerkennen. Womöglich fällt es dir schwer zu akzeptieren, dass sich dein Leben durch Long Covid verändert hat. Das kann ich sehr gut nachvollziehen, denn mir erging es genauso. Ich hatte das Gefühl: Alles, was mich eigentlich ausmacht, ist nun nicht mehr da. Das wollte und konnte ich nicht so einfach hinnehmen. Rückblickend war das auch der Grund, warum ich mich ständig selbst überforderte. Die eigene Long-Covid-Situation zu akzeptieren, bildet deshalb das Fundament dieses Selbstcoachingprogramms. Nur mit der richtigen inneren Einstellung wird es dir gelingen, aus deinen gewohnten Verhaltensmustern herauszutreten. Was dafür zu tun ist, erfährst du in den nächsten Schritten.

Schritt 2: Grenzen spüren und Warnsignale entdecken

Wir sind es gewohnt, dass wir unsere alltäglichen Aufgaben ganz automatisch erledigen können. Bei vielen von Long-Covid-Betroffenen ist das von heute auf morgen anders. Ihre Energiereserven scheinen viel schneller verbraucht zu sein als früher. Ähnlich wie bei einem gebrauchten Handy, dessen Akku trotz vieler Stunden an der Steckdose immer wieder schnell leer ist. In Schritt 2 lernst du, wie du deine Körpersignale besser einordnen und nutzen kannst, um deinen Genesungsprozess zu unterstützen. Mache dir bewusst: Wenn deine Energieressourcen erschöpft sind, kosten Dinge, die vorher ohne großen Aufwand funktioniert haben, nun viel mehr Energie. Der Akku ist schneller leer.

»I enjoy life more when I listen to my body.«

Achtsam mit den eigenen Energiereserven umgehen

Umso wichtiger ist es, sorgsam mit den eigenen Energiereserven umzugehen. Das funktioniert am besten durch Achtsamkeit. Achtsamkeit bedeutet, im Hier und Jetzt zu sein … in sich hineinzuhorchen und wahrzunehmen, was gerade wichtig ist. Wenn wir achtsam mit uns selbst sind, gelingt es uns besser, die eigenen Bedürfnisse zu spüren, ohne zu bewerten. Fragen wie »Wie geht es mir?« und »Was brauche ich gerade?« sind für viele von uns ungewohnt, weil im normalen Alltag dafür oft keine Zeit bleibt. Häufig hetzen wir von Termin zu Termin und achten zu wenig darauf, was unser Körper gerade braucht. Doch nur so gelingt es, die eigenen Grenzen zu spüren und seine Energie über den gesamten Tag einzuteilen.

ÜBUNG 8

Achtsamkeitsmeditation »Höre auf deinen Körper«

Dauer: 11 Minuten –
Scanne ganz einfach den Code.

Grenzen spüren

Es ist ein wichtiger Lerneffekt, rechtzeitig zu spüren, wann die eigene Belastungsgrenze erreicht ist. Je besser du dein Energielevel einschätzen kannst, desto früher kannst du einer Überlastung gegensteuern. Dabei ist nicht jeder Tag gleich. Es gibt Tage, an denen du schon bei geringer Belastung an deine Grenzen kommst. Erschöpfung kann sich dann ganz unterschiedlich anfühlen:[37]

Körperliche Erschöpfung resultiert häufig aus übermäßiger körperlicher Anstrengung. Der eigene Körper fühlt sich schwer und müde an. In vielen Fällen verstärken sich die körperlichen Symptome von Long Covid. Die Schmerzen sind stärker und jeder Schritt kostet unendlich viel Energie.

Geistige Erschöpfung wird auch mentale Erschöpfung genannt und entsteht, wenn unser Gehirn sehr beansprucht wurde. Das Denken fällt schwer und man kann sich nicht mehr richtig konzentrieren. Stattdessen fühlt sich der Kopf schwer und voll an. Auch das Gedächtnis ist eingeschränkt. Das zeigt sich vielleicht sogar beim Sprechen, wenn man immer wieder den Faden verliert oder einem die passenden Wörter nicht mehr einfallen. Spannungskopfschmerzen, Übelkeit oder Schwindel können ebenfalls auftreten.

Emotionale Erschöpfung beeinflusst die Gefühlswelt der Betroffenen. Sie tritt häufig auf, wenn wir mit anderen Menschen zusammen waren oder uns mit stark belastenden Themen auseinandergesetzt haben. Die Folge ist ein Gefühl von Überforderung und dem Drang nach Rückzug, Ruhe und Alleinsein. Darüber hinaus kann sich emotionale Erschöpfung auch auf diese Weisen bemerkbar machen:

- durch das Gefühl, ausgelaugt und innerlich leer zu sein,
- durch die Mühe, eigene (negative) Gefühle zu regulieren,
- durch Gereiztheit, Ärger, Unzufriedenheit oder Wut,
- durch innere Unruhe und Nervosität.

Kommen dir einige dieser Erschöpfungssymptome bekannt vor? Diese können natürlich auch ohne Long Covid auftreten, wenn man sich überanstrengt hat.

Grundsätzlich sollte jede*r achtsam mit sich umgehen – aber mit Long Covid ist das umso wichtiger. Körpersignale sind ein wichtiger Schutzmechanismus deines Organismus. Sie zeigen dir zuverlässig an, wann du gegensteuern solltest. Bei mir sind zum Beispiel Kopfschmerzen ein kritisches Signal dafür, dass mein Kopf dringend eine Pause braucht. Arbeite ich trotzdem weiter, reagiert mein Köper sofort mit Schwindel und Übelkeit und ich riskiere, dass meine Symptome sich in den nächsten Tagen noch verschlechtern.

ÜBUNG 9

Erste Warnsignale erkennen

Was sind meine ersten Symptome, wenn ich mich überlaste?

Woran merke ich zuerst, dass ich an meine Grenzen komme?

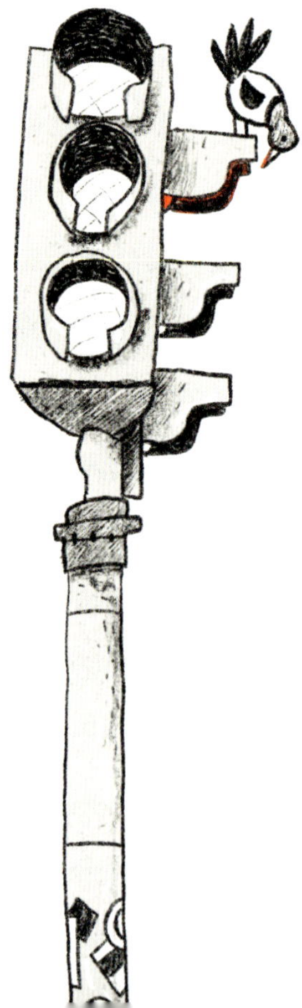

Akku leer

Im Laufe eines Tages wechseln Zeiten, in denen wir uns leistungsfähig fühlen, immer wieder mit Phasen ab, in denen wir weniger Energie haben. Das ist normal. Doch mit Long Covid habe ich das Gefühl, dass mein Körper nun mehr Zeit benötigt, um sich von den Anstrengungen des Alltags zu erholen. Deshalb ist es wichtig, den eigenen Akku nicht erst dann zu laden, wenn er schon vollständig geleert ist. Werden Körper und Geist zu sehr beansprucht, kommt es sogar zu einer gefährlichen Gegenreaktion: dem Crash. Dann folgen Tage (oder sogar Wochen), an denen man schon nach dem Aufstehen müde und kraftlos ist. Kommt es regelmäßig zu einer Überbeanspruchung des Systems, besteht die Gefahr, dass deine Symptome sich festsetzen oder sogar verschlimmern.

Monitoring

Schaut man das Krankheitsbild des chronischen Fatigue-Syndroms genauer an, dann zeigt sich, dass Rückfälle nicht zufällig auftreten.[38] Deshalb ist es wichtig herauszufinden, was genau zur Verschlechterung deines Zustandes geführt hat. Hierfür kann es viele Ursachen geben. Vielleicht hast du dich körperlich zu sehr angestrengt? Oder hattest du zu wenig Schlaf? Es ist gar nicht so einfach, hier die richtigen Zusammenhänge zu erkennen. Denn eine Überanstrengung kann sich auch erst später bemerkbar machen – bis zu 48 Stunden nach der Belastung. Um also Rückschritte in deiner Genesung zu verhindern, ist es wichtig, dass du deine Aktivitäten und Symptome kontinuierlich nachverfolgst. Das Gesundheitstagebuch kann dir dabei helfen.

Mein Gesundheitstagebuch

ÜBUNG 10

- **Nimm dir jeden Tag ein paar Minuten Zeit, um aufzuschreiben, was du heute gemacht hast und wie es dir ergangen ist. Bewerte zunächst dein Aktivitätslevel des Tages (körperlich, geistig, emotional) und im Anschluss deine Symptomausprägung. Schreibe hier auch Aktivitäten auf, die nicht zu deiner täglichen Routine gehören (wie beispielsweise einen Arztbesuch oder Ähnliches). Eine Vorlage dazu findest du im Anhang auf Seite 185.**
- **Wenn du bemerkst, dass deine Symptome sich verschlechtert haben, nutze die Crash-Checkliste auf den Seiten 186 und 187, um möglichen Ursachen auf die**

Spur zu kommen. Was trifft auf deine Situation zu? Hast du vielleicht eigene Ideen dazu, was die Ursache für deinen Rückfall sein könnte?

Dieses Monitoring hilft dir dabei, die Zusammenhänge zwischen Aktivitäten und Symptomen aufzuzeigen. So kannst du auch verzögerte Belastungsreaktionen deines Körpers besser verstehen, deinen Gesundheitszustand besser nachverfolgen und frühzeitig gegensteuern.

Lessons Learned

Unser Körper signalisiert uns, was wichtig ist. Wenn du diese Signale deines Körpers erkennst und weißt, worauf du achten musst, kannst du auch besser darauf reagieren. Du wirst spüren, wann du aufhören oder langsamer machen solltest. Wichtige Anzeichen dafür sind zum Beispiel leichte Kopfschmerzen, eine Verschlechterung deines Zustands oder wenn du anfängst, dich schwach zu fühlen.

Eine hilfreiche Unterstützung war für mich das Gesundheitstagebuch. Ich habe so gelernt, dass Symptome auch deutlich zeitversetzt auftreten können. Erst als ich regelmäßig Protokoll geführt habe, konnte ich versteckte Auslöser für meine Symptome erkennen. Zum Beispiel habe ich lange nicht bemerkt, dass ich abends zu spät esse und mein Körper bis dahin schon viel zu sehr geschwächt war. Weiterhin hatte ich absolut unterschätzt, wie anstrengend offenbar Autofahren für mich war oder wie sehr mir die Hitze im Sommer zusetzt … Wie du es schaffst, deine Akkus in solchen Situationen nicht vollständig zu entladen, erfährst du im nächsten Schritt.

Schritt 3: Pausen als Boxenstopp

Sobald du deine Grenzen kennst, besteht die nächste Herausforderung darin, deinen Alltag an diese Limitierungen anzupassen. Pausen sind ein wichtiger Notfallknopf, um einen Crash – und damit Rückfälle – zu vermeiden. Und noch mehr: Regelmäßige Regenerationsphasen wirken sich mit der Zeit sogar positiv auf deine Symptome und dein gesamtes Energielevel aus. Plane in deinen Tagesablauf deshalb regelmäßige Ruhepausen ein – auch wenn du vielleicht denkst, dass du gerade noch gar keine Pause brauchst. Dein Körper wird es dir danken! Im nachfolgenden Kapitel erfährst du, wie du Pausen systematisch in deinen Alltag integrierst.

»If I want to be able to do the things that bring me joy,
I must prioritize rest.«

Das Einmaleins der Entspannung

Auch wenn Fernsehen, ein Buch lesen oder am Computer spielen vor deiner Erkrankung für dich gut funktionierten, um vom Stress des Alltags abzuschalten: Mit Long Covid werden dich diese Aktivitäten eher stressen! Warum das so ist? Dein Kopf kann nicht abschalten, weil er weiterhin Informationen verarbeiten muss.[39] Emotionale Bilder und Gedanken können dich innerlich aufwühlen. Dann werden Stresshormone ausgeschüttet und du bist aktiviert anstatt entspannt.

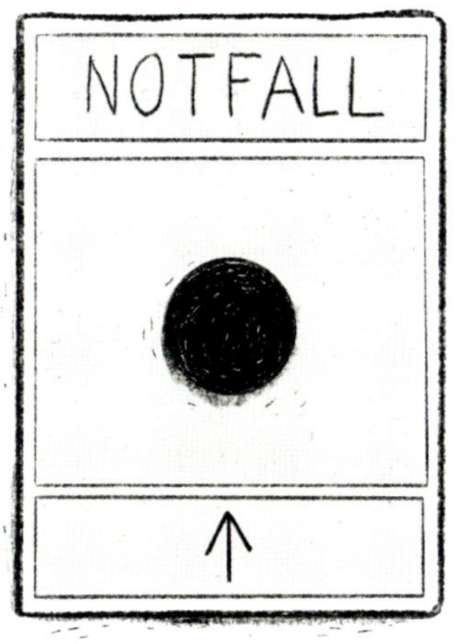

Entspannung bedeutet dagegen, Körper und Geist ganz zur Ruhe zu bringen. Wenn wir pausieren, werden weniger unserer Stresshormone ausgeschüttet, die Herzfrequenz sinkt und die Muskeln entspannen sich. Unser ganzes System kommt in den Ruhemodus und so können wir neue Kraft tanken.[40] Du kannst auf ganz unterschiedliche Art und Weise entspannen – so wie es am besten zu dir passt: mit geschlossenen Augen an einem ruhigen Ort liegen, Musik oder Hörbücher hören oder ganz bewusst atmen …

Finde heraus, womit du dich gut fühlst. Es gibt keine feste Empfehlung, wie lange eine Ruhepause dauern sollte oder wie viele Pausen am Tag sinnvoll sind. Das ist von Mensch zu Mensch unterschiedlich und variiert auch von Tag zu Tag – je nach deinem aktuellen Energielevel.

Manchen Menschen fällt es schwer, einfach mitten am Tag eine Pause einzulegen. Einige werden nervös, weil sie einen inneren Druck verspüren. Andere verurteilen sich dafür, dass sie ein Nickerchen machen, anstatt etwas »Sinnvolles« zu tun. Sie haben das Gefühl, faul zu sein. Entspannung hat aber nichts mit Faulheit zu tun: ganz im Gegenteil! Erst durch regelmäßige Erholungsphasen ist es Betroffenen überhaupt möglich, aktiv zu sein. Mache dir also bewusst, dass Pausen dir unmittelbar Energie liefern. Nur so kannst du deine Kräfte gut einteilen.

ÜBUNG 11

Mein Ja zur Pause

- **Fällt es dir schwer, Pausen zu machen und auch am Tag innerlich und körperlich zur Ruhe zu kommen – falls nein, kannst du diese Übung überspringen.**
- **Fall ja, woran könnte das liegen? Spüre in dich hinein: Welche Gefühle und Gedanken kommen in dir hoch? Gibt es bestimmte Sätze, die dir in den Sinn kommen?**
- **Sag »Ja« zur Pause und gib dir innerlich die Erlaubnis: »Ich darf mir eine Auszeit nehmen!« Oder: »Diese Pause ist wichtig für meinen Körper.«**
  Oder: »So helfe ich mir selbst, gesund zu sein.« Stelle dich vor den Spiegel und spreche einen dieser Erlaubnissätze dreimal laut aus. Dann schenke dir ein breites Lächeln.

ÜBUNG 12

Achtsamkeitsmeditation »Geduldig mit mir selbst«

Dauer: 12 Minuten –
Scanne ganz einfach den Code.

Die richtige Pausenstrategie

Es gibt verschiedene Strategien, um im Alltag bewusst zur Ruhe zu kommen und neue Energie zu tanken. Dabei gilt das altbewährte Sprichwort »Probieren geht über Studieren«. Nur so kannst du herausfinden, welche Pausenstrategie für dich die Beste ist. Nachfolgend stelle ich dir verschiedene Varianten vor:

Feste Pausen Plane feste Pausen ein. Viele Betroffene legen pro Tag eine oder zwei feste Pausen von 15 bis 30 Minuten ein. Besonders gut eignet sich dafür die Zeit nach dem Mittagessen sowie der späte Nachmittag. Probiere es aus - und finde deinen eigenen Pausenrhythmus. Dein Körper wird sich gut an diese kleinen Boxenstopps gewöhnen.

Flexible Pausen Lege neben festen Ruhepausen in Aktivphasen noch zusätzliche Ruhepausen ein. Das ist wichtig, denn es kostet enorm viel Energie, eine Arbeit auf Biegen und Brechen zu Ende zu führen. Kurze Arbeitsphasen mit Pausen dazwischen schonen Körper und Geist. Oft reichen dafür schon Minipausen von fünf bis zehn Minuten. Die nachfolgenden Strategien helfen dir, flexible Minipausen in deinen Tagesablauf zu integrieren.

Reminder-Strategie (für Anfänger) Am Anfang ist es am besten, wenn du dich regelmäßig daran erinnern lässt, eine Minipause einzulegen. Das Zeitintervall kannst du ganz individuell wählen. Du könntest zum Beispiel nach jeder Stunde eine kurze Pause einlegen. Stelle dir dafür eine Erinnerung an deiner Uhr oder deinem Handy. Auch wenn es am Anfang vielleicht ein bisschen komisch für dich ist, dass ständig dein Reminder aufpoppt - versuche, diese Auszeiten für dich zu nutzen. Löse dich von der Aktivität, mit der du dich gerade beschäftigst. Trinke etwas und sorge für dich. Gönne dir einen Moment Ruhe.
Wenn du das Gefühl hast, dass du gerade noch keine Pause brauchst, klicke den Alarm einfach weg und überlege, welches Intervall heute für dich besser passen könnte. Auf alle Fälle wird dir ein solcher Erinnerungsmodus helfen, regelmäßige Pausen in deinen Alltag zu integrieren. Nach und nach wirst du so deinen eigenen Pausenrhythmus verinnerlichen. Dann kannst du zur Fortgeschrittenenstrategie wechseln.

Stopp-Strategie (für Fortgeschrittene) Diese Strategie funktioniert wie ein Stoppschild und lässt sich am besten dann anwenden, wenn du genau weißt, welche Aktivitäten dich wie viel Kraft kosten. Hier setzt du dir selbst ein Stoppsignal, das dir zeigt, wann eine Pause angesagt ist. Teile deine Aktivitäten in einzelne Teilschritte auf und setze dir schon zu Beginn der Aktivität ein Limit. Versuche, diese Grenze dann auch konsequent einzuhalten. Diese Taktik lässt sich auf sämtliche Lebensbereiche übertragen. Beispiele dafür sind:

- **keine Autofahrten über 30 Kilometer,**
- **keine Telefonate von mehr als 30 Minuten,**
- **Einkauf in nur einem Supermarkt,**
- **nur drei feste Termine pro Woche,**
- ...

Die Stopp-Strategie ist eher für Fortgeschrittene geeignet, weil etwas Erfahrung nötig ist, um sie richtig anwenden zu können. Wenn du das Gefühl hast, dass diese Methode besser zu dir passt, oder wenn du analysieren möchtest, bei welchen Aktivitäten du besser mehrere Pausen einplanen solltest, nutze die Übung Aktivitäts-Check auf Seite 88 und die Vorlage zur Wochenplanung auf Seite 188.

Die Entweder-oder-Strategie Eine weitere Möglichkeit, um sich im Alltag nicht zu übernehmen, ist die Entweder-oder-Strategie. Dabei geht es darum, sich ganz bewusst für oder gegen eine Aktivität zu entscheiden. Das funktioniert am besten bei der Wahl zwischen Aktivitäten, die ähnlich viel Energie verbrauchen. Zum Beispiel kannst du bei deiner Tagesplanung entscheiden, ob du ...

- **entweder im Internet surfst oder am PC spielst,**
- **entweder Musik hörst oder fernsiehst,**
- **entweder zum Arzt gehst oder den Einkauf erledigst,**
- **entweder ein Buch liest oder Besuch empfängst,**
- ...

ÜBUNG 13

Meine Pausenstrategie

Beantworte folgende Fragen, um deine persönliche Pausenstrategie zu erarbeiten:

- **Welche Strategie möchte ich heute ausprobieren?**

....

- **Wie sieht für mich die perfekte erholsame Pause aus?**

....

Beobachte dich im Alltag:

- **Wie lange brauche ich, um die Energie-Akkus wieder aufzuladen?**

....

- **Wie kann ich mich gut entspannen?**

....

Lessons Learned

Nach und nach wirst du ein Gefühl dafür entwickeln, welche Tätigkeiten du gut schaffst und wann du besser eine Pause einlegen solltest. Eine gesunde Balance zwischen Ruhe und Aktivität zu finden, ist für mich bis heute eine der größten Herausforderungen. Ich erinnere mich dann oft an die Empfehlung, die mir meine Berufstherapeutin gegeben hat, als es mir noch sehr schlecht ging:
»Am besten hörst du immer dann auf, wenn es am schönsten ist.«
Sie meinte damit, dass ich streng darauf achten sollte, jede Aktivität rechtzeitig abzubrechen, bevor ich Gefahr laufe, mich zu übernehmen. Diesen Satz rufe ich mir bis heute immer wieder in Erinnerung. Gerade bei schönen, inspirierenden Aktivitäten fällt es mir schwer, meine Grenzen einzuhalten. Auch die anderen Pausenstrategien wende ich täglich an. Bei manchen Aktivitäten kann ich nun schon im Vorfeld ganz gut einschätzen, wann meine Grenzen erreicht sein werden (= Stopp-Strategie). Oft lasse ich mich aber auch durch mein Handy daran erinnern, eine Pause einzulegen (= Reminder-Strategie).

Schritt 4: Schlechte Tage gut überstehen

Manchmal merkt man schon morgens direkt nach dem Aufwachen, dass man keine Energie hat. An solchen Tagen sind die Symptome oft so stark, dass selbst kleine Aufgaben zur Qual werden. In diesem Kapitel lernst du Strategien kennen, um solche schlechten Tage gut zu überstehen. Diese unterstützen dich dabei, deinen Energiesparmodus zu aktivieren, um auch mit wenig Energie gut durch den Tag zu kommen.

»It is okay if all I did today was survive.«

Setze dich nicht unter Druck

Es kann sehr frustrierend sein, seine Aktivitäten jeden Tag neu an das eigene Energielevel anpassen zu müssen. Gerade nach einer guten Phase fühlen sich Tage mit weniger Energie wie ein Rückschritt an. Mir fiel es dann noch schwerer, die eigenen Grenzen zu akzeptieren. Vielleicht hilft es dir, wenn du dir bewusst machst, dass es anderen auch so geht wie dir. Und dass diese Phasen genauso zu deinem Genesungsverlauf gehören wie die kleinen Fortschritte. Wenn deine inneren Kritiker und Antreiber dann doch in dir hochkommen, dann kann dir die nachfolgende Übung dabei helfen, dich selbst zu entlasten.

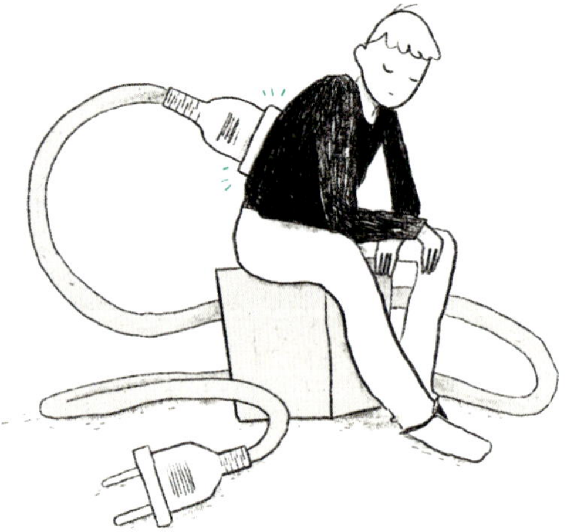

ÜBUNG 14

Sei freundlich zu dir selbst

Diese Übung knüpft an die vorherigen Übungen an: Mit deinem Mantra und dem »Ja« zur Pause hast du bereits daran gearbeitet, deine inneren Antreiber und Kritiker zu zähmen. Nun geht es darum, weitere Sätze deines Kritikers genauer anzusehen. Oft möchten sie dich einfach nur davor bewahren, dich falsch zu verhalten. Deshalb ist es wichtig, mit ihnen ins Gespräch zu kommen.

- **Höre in dich hinein und schreibe in die linke Spalte, welche negative Gedanken in bestimmten Alltagssituationen in dir hochkommen.**
- **Gehe mit deinem inneren Kritiker ins Gespräch und erkläre ihm, warum es jetzt wichtig ist, dass du dich anders verhältst, als er es gewohnt ist.**
- **Formuliere deine negativen Gedanken um und nutze dafür die rechte Spalte – so wie in den Beispielen:**

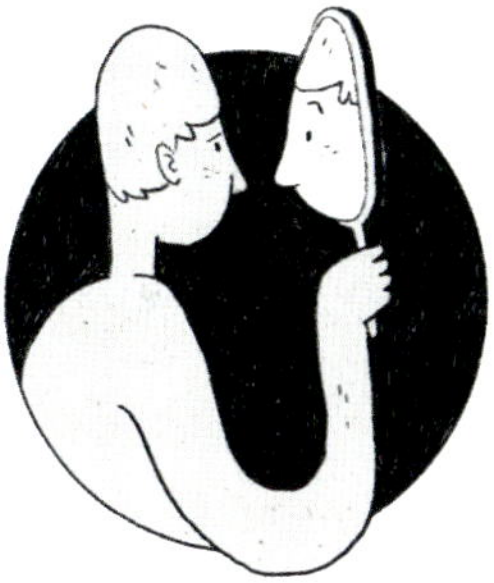

Ich bin zu langsam.	Diese Pause ist wichtig für mich.
Ich bin faul.	Ich werde ... nicht tun, weil ich weiß, dass es mir danach schlecht gehen wird.
Ich kann nicht.	Ich lasse mir mehr Zeit.

Im nächsten Abschnitt erfährst du, wie du im Alltag Energie einsparen kannst.

Weniger ist mehr

Die wohl wichtigste Strategie, um den Alltag an schlechten Tagen überhaupt zu meistern, ist, dein Aktivitätslevel herunterzuschrauben. Jede Aktivität verbraucht durch körperliche, geistige und emotionale Energie. Um dein Aktivitätslevel erfolgreich zu senken, ist es nötig, etwas an deinen Gewohnheiten zu verändern. Wie das geht? Durch abgeben, vereinfachen oder streichen.

Abgeben »Ich darf Aufgaben abgeben.« Es kann sehr entlastend sein, Aufgaben (wie zum Beispiel den Einkauf) an andere zu delegieren - auch, wenn das Betroffenen oft schwerfällt. Sie möchten sich keine Schwäche eingestehen oder anderen nicht zur Last fallen. Kennst du dieses Gefühl? Falls ja: Vielleicht fällt es dir leichter, Unterstützung anzunehmen, wenn du dies als zeitlich befristet ansiehst. Ganz im Sinne von »Im Moment nehme ich deine Hilfe gerne an - aber nur, solange es wirklich nötig ist«.

ÜBUNG 15

Aufgaben abgeben

- **Welche Personen habe ich in meinem Umfeld, die mich unterstützen können?**
- **Welche Aufgaben im Alltag kosten mich besonders viel Kraft?**
- **Überlege dir, wer bestimmte Aufgaben für dich übernehmen könnte. Wenn es dir unangenehm ist, kannst du Arbeiten auch an spezielle Dienste vergeben (zum Beispiel Putzkraft, Einkaufs-/Lieferservice, Gartenpflegedienst).**

Vereinfachen »Ich darf es mir leicht machen.« Gerade an schlechten Tagen ist das eine wichtige Devise. Für deinen Alltag bedeutet das, Arbeiten zu vereinfachen (oder ganz zu streichen, aber dazu komme ich später). Das kann beispielsweise bedeuten, einfachere Gerichte zu kochen oder Hausarbeit zu reduzieren. Lass alles los, was nicht notwendig ist! Das ist oft leichter gesagt als getan. Denn wir sind es gewohnt, bestimmte Dinge auf dieselbe Art und Weise zu tun. Das Problem dabei ist aber, dass alte Routinen einen gewissen Standard festschreiben, der vielleicht gar nicht mehr in deine jetzige Lebenssituation passt.

ÜBUNG 16

Meine Gewohnheiten

- **Nimm dir etwas Zeit und überlege dir: Welche Routinen habe ich? Was habe ich mir im Laufe der Zeit angewöhnt?**

Tägliche Routinen:

....

....

....

Wöchentliche Aufgaben:

....

....

....

- **Kreise nun die Gewohnheiten ein, die dir guttun und positive Energie geben.**
- **Betrachte nun die anderen Gewohnheiten. Gibt es dabei Dinge, die dich enorm viel Kraft kosten? Oder die dir vielleicht gar nicht so wichtig sind? Mit diesen Routinen werden wir uns weiterbeschäftigen.**

Streichen »Ich darf Aufgaben streichen.« In verschiedenen Phasen unseres Lebens werden sich alte Gewohnheiten verändern. Gerade ist so eine Zeit und ich glaube, ein Teil von dir weiß ganz genau, welche Dinge im Moment nicht gut für dich sind. Doch es ist nicht leicht, alte Gewohnheiten zu verändern. Dazu möchte ich dir gerne von einer einschneidenden Erfahrung berichten:
Gerade zu Beginn meiner Erkrankung fiel es mir sehr schwer, die richtigen Prioritäten zu setzen (was mitunter auch an meinen neurologischen Symptomen lag, wie zum Beispiel die eingeschränkte Analyse- und Entscheidungsfähigkeit).

Anstatt Dinge zu streichen, war ich eher darauf bedacht, mein Planungssystem zu optimieren. Dabei fiel mir das Buch *Zen to done. Das ultimativ einfache Produktivitätssystem* von Leo Babauta in die Hände. Ich dachte mir: »Perfekt! Das ist genau das, was ich jetzt brauche!« Als ich die verschiedenen Kapitel überflog und mich über die vielen konkreten Tipps freute, blieb ich bei einer Seite hängen. Die Überschrift lautete: »Was hat den meisten Wert?«, und der Autor beschrieb eine Geschichte über zwei Zeitungsredakteure:

»Stell dir zwei Zeitungsredakteure vor: Der eine ist immer total busy und schreibt ein Dutzend Artikel pro Woche. Die Artikel sind alle ordentlich geschrieben, aber auch ziemlich routiniert.
Der andere Redakteur schreibt nur einen Text in der Woche, aber dieser kommt fast immer auf die erste Seite, wird Stadtgespräch und mit einem Journalistenpreis ausgezeichnet, was wiederum zu einem Buchvertrag führt.
Okay, das Beispiel ist etwas extrem, aber es soll zeigen, dass sich manche Aufgaben wirklich auszahlen, während andere dich nur kurzfristig auf Trab halten, dir aber auf lange Sicht nichts bringen. Konzentriere dich deshalb auf die Seite-1-Artikel in deinem Leben. Diese Aufgaben sorgen für deinen guten Ruf, dein Einkommen, deine Zufriedenheit und dein Glück. […] Vergiss den Rest.«[41]

Diese Geschichte hat mich zu einer Einsicht gebracht. Ich wusste zwar, dass es in meinem Leben gerade nicht um Karriere oder Weiterentwicklung ging. Was ich aber verdrängt hatte, war die Tatsache, dass ich meine Gesundheit aufs Spiel setzte, wenn ich weiterhin versuchte, alle Aufgaben wie gewohnt unter einen Hut zu bringen. In diesem Moment habe ich aufgehört, das Buch weiterzulesen. Und ich habe angefangen, meine Aufgaben für den Tag danach zu planen, was für mich wirklich wichtig war. Als meine Symptome schon morgens sehr stark waren, bestand von nun an mein einziges Tagesziel darin, gut auf mich zu achten, und den Tag unbeschadet zu überstehen.
Vielleicht hilft es dir auch, deine To-dos gleich morgens nach dem Aufstehen zu planen. Dies könnte zu einer neuen Morgenroutine werden. Dadurch kannst du deinen Tag nach deinem jeweiligen Energielevel planen. Gehe dafür die nachfolgenden Fragen der Reihe nach durch. Nutze dafür die nächste Übung.

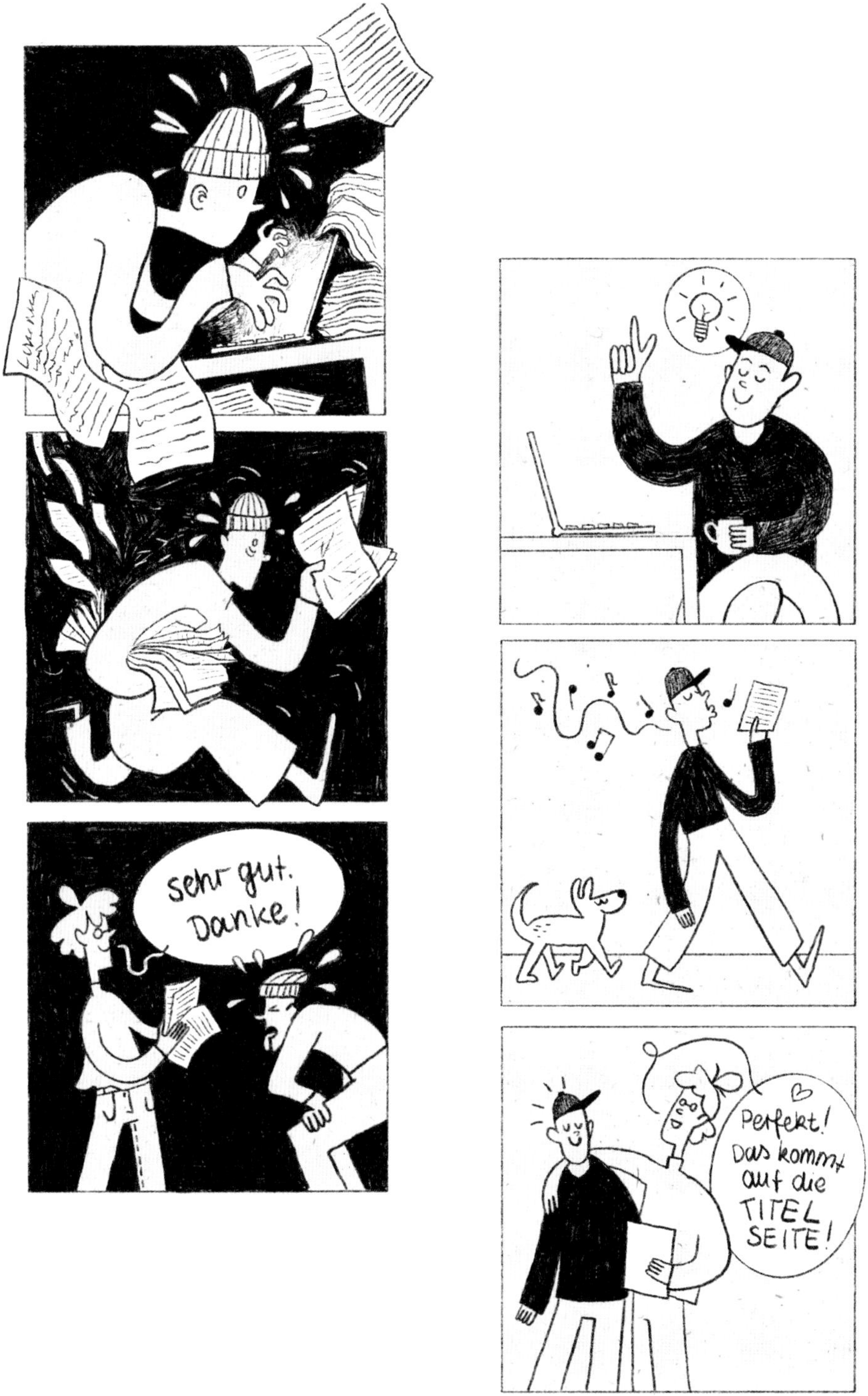
sehr gut. Danke!
Perfekt! Das kommt auf die TITEL SEITE!

ÜBUNG 17

Meine Morgenroutine

- **Wie geht es mir heute? Wie viel Energie habe ich?**
- **Was ist heute wichtig? Warum sind mir diese Aufgaben so wichtig?**
- **Realitäts-Check:**
  - **Passen die Aufgaben zu meinem heutigen Energielevel?**
  - **Gibt es etwas, was ich verschieben, vereinfachen oder abgeben kann?**
- **Formuliere dein heutiges Tagesziel und lege die Aufgabe mit der höchsten Priorität des Tages fest, die du heute erledigen möchtest. Vielleicht gibt es auch To-dos für die Kategorie »Kann, aber muss nicht«?**

PS: Achte darauf, dein Ziel positiv zu formulieren! Das motiviert und fühlt sich viel besser an.

Planung

Nachdem du deine Aufgaben priorisiert hast, geht es darum, dein Ziel gut in den Tag einzuplanen. In Schritt 2 hast du gelernt, dass dazu auch Pausen und Ruhezeiten gehören. Die bewusste Planung deiner Aktivitäten hilft dir, Stress zu vermeiden. Das ist mit Long Covid besonders wichtig, denn Stress ist ein echter Energiefresser. Versuche deshalb, bei deinen Aktivitäten so wenig Stress wie möglich aufkommen zu lassen. Folgende Tipps können dir dabei helfen:

Timing Plane ausreichend Zeit ein. Steht beispielsweise ein Arztbesuch an, dann bedenke, dass die Hin- und Rückfahrt ebenfalls Zeit und Energie kosten. Plane auch Zeitpuffer für Unvorhergesehenes mit ein. Kennst du die Momente, in denen du das Wichtigste in der Wohnung vergessen hast? Mit einem guten Timing kannst du verhindern, dass du dich unnötig gestresst und erschöpft fühlst.

Entschleunigung Versuche, alle Hektik aus deinem Alltag zu verbannen. Wie das gelingt? Indem du dir zum Beispiel die Zeit nimmst, um dich in aller Ruhe in deinem eigenen Tempo fertig zu machen. Immer, wenn du bemerkst, dass du dich gehetzt fühlst, halte inne und mache dir bewusst: »Ich nehme mir die Zeit, die ich brauche!«

Fokus Konzentriere dich bei der Erledigung deiner Aufgaben immer auf das, was du in diesem Moment tust. Schalte alle Ablenkungen aus und lege deine ganze Aufmerksamkeit auf die Aufgabe (kein Radio, kein TV …). Vermeide es, Aufgaben gleichzeitig erledigen zu wollen. Multitasking kostet enorm viel Energie, Fehler häufen sich und das gewünschte Ergebnis bleibt aus.

Wiederholungen Plane Aktivitäten nach wiederkehrenden Mustern. Das hilft dir, in deinem inneren Rhythmus zu bleiben, und spart kognitive Energie. Es dauert oft erst eine gewisse Zeit, Regelmäßigkeiten in deinen Alltag zu integrieren, denn bestimmte Termine kannst du selbst nur bedingt beeinflussen. Versuche aber immer wieder, nach möglichen Wiederholungsterminen zu fragen. Du wirst merken, wie viel entspannter es ist, wenn beispielsweise deine Physiotherapie immer an festen Tagen zur gleichen Uhrzeit stattfindet.

Blick fürs Detail Versuche, deinen Blick für wichtige Details deines Alltags zu schärfen. Vielleicht hast du dir über einige Dinge vor deiner Erkrankung noch nie Gedanken gemacht. Aber aufgrund deiner Symptome wird es für dich einen Unterschied machen, zu welcher Tageszeit du Aufgaben erledigst oder mit welchem Verkehrsmittel du unterwegs bist. Beim Einkaufen gilt es beispielsweise, folgende Punkte zu beachten:

- Zu welchen Zeiten ist im Supermarkt am wenigsten los?
- Welche Dinge müssen besorgt werden? (Einkaufsliste!)
- In welchem Markt finde ich mich am besten zurecht?
- Welchen Weg wähle ich?
- Wie häufig möchte ich einkaufen gehen (vielleicht lieber zweimal statt einmal die Woche)?

Vermutlich wird es zu Beginn eher anstrengend für dich sein, sämtliche Details im Voraus zu planen. Für mich hat sich die Mühe bislang jedoch immer gelohnt. Und du wirst sehen, dass dir das Planen mit der Zeit leichter fallen wird.

Plane, um flexibel zu bleiben

Ich weiß, das hört sich vielleicht komisch an – aber eine gute Planung ermöglicht es dir, flexibel zu bleiben. Es geht dabei nicht darum, sich zwingend an seine Vorgaben zu halten, sondern vielmehr einen neuen Rhythmus zu finden. Vielleicht hilft es dir, deine Aktivitäten täglich oder wöchentlich aufzuschreiben. So hast du auch immer gleich bildlich vor Augen, ob zwischen anstrengenden Aufgaben ausreichend viele Pausen eingeplant sind. Eine Vorlage dazu findest du im Anhang auf Seite 188.

Lessons Learned

In diesem umfangreichen Kapitel hast du gelernt, wie du in deinem Alltag Energie einsparen kannst, um auch schlechte Tage gut zu überstehen. Das Ziel ist es, sich an Tagen mit wenig Energie nicht zu überfordern. Es ist jedoch nicht leicht, alte Gewohnheiten zu verändern. Diese Tipps können dir dabei helfen:

- Mache weniger und verurteile dich nicht dafür!
- Reduziere Aktivitäten im Alltag durch abgeben, vereinfachen oder streichen!
- Lasse alles los, was nicht notwendig ist oder dir nicht guttut!
- Setze Prioritäten!
- Plane deine Aktivitäten mit ausreichend Pausenzeiten!
- Belohne dich für deine Fortschritte, selbst wenn sie noch so klein sind!

Sieh deine Tagesplanung als eine Art Richtschnur, nach der du deine Tage gestalten kannst. Plane Pufferzeiten ein, um trotzdem flexibel zu sein – vor allem dann, wenn dein Körper dir sagt, dass er eine Auszeit braucht. Heute plane ich Pausen genauso selbstverständlich in meinen Tag ein, wie meine Kunden- und Arzttermine. Das war für mich zunächst sehr ungewohnt und mühsam. Denn eine gute Planung kostet Zeit und Energie. Doch jedes Mal, wenn ich entspannt bei meinem Ziel ankomme, werde ich daran erinnert: Es ist die Mühe wert!

Schritt 5: In Balance bleiben

Gute Tage waren gerade zu Beginn meiner Erkrankung sehr selten. Deswegen hatte ich immer das Gefühl, ich müsste diese Zeit umso besser nutzen. Also packte ich mir alle Aufgaben, die mir gerade einfielen, auf meine To-do-Liste und legte los. Doch schon nach kürzester Zeit war ich völlig erschöpft. Erst später lernte ich, die richtige Balance zwischen Ruhe und Aktivität für mich zu finden. In diesem Kapitel erfährst du, wie du die guten Tage für dich nutzen kannst, ohne dich dabei völlig zu verausgaben.

»Just because I can do something doesn't mean I should.«

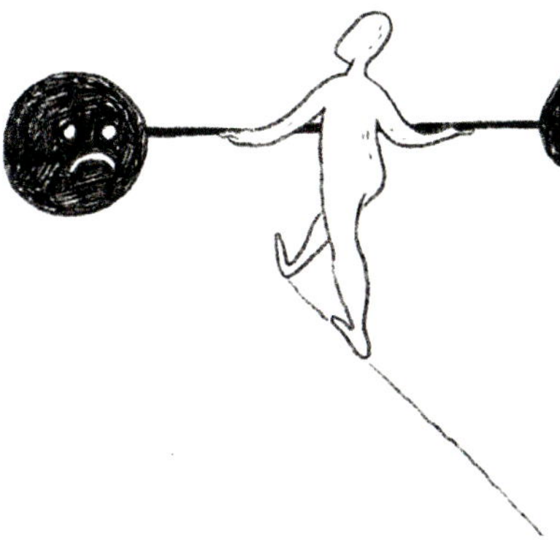

Die Gefahr ist der CRASH …

… wenn das System zu sehr überlastet wurde. Das bedeutet: Wenn du dich an einem oder zwei Tagen zu stark pushst, wirst du anschließend völlig ausgelaugt sein.[42] Es besteht die Gefahr, dass deine Symptome sich verschlechtern oder neue unangenehme Symptome wie zum Beispiel Kopfschmerzen, Übelkeit oder Kreislaufprobleme hinzukommen. Wie auf der Grafik auf Seite 84 oben zu sehen ist kann es sein, dass es Tage oder sogar Wochen dauert, bis sich dein Körper von dieser Überbeanspruchung wieder erholt. Deshalb ist es wichtig, ein Gespür dafür zu entwickeln, was du deinem Körper an guten Tagen zutrauen kannst, ohne dich dabei zu überfordern.

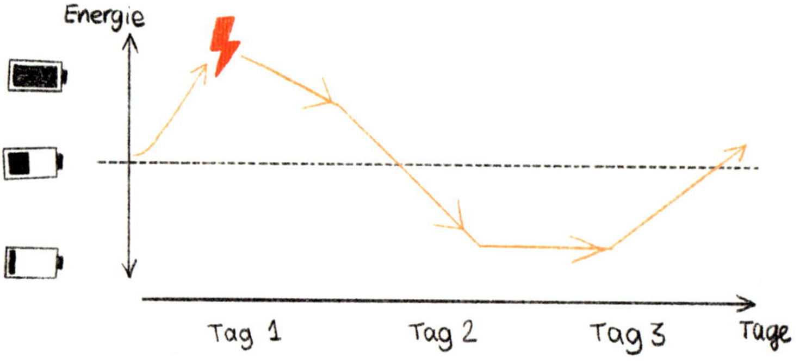

Energiehochs richtig nutzen

Hast du schon einmal bemerkt, dass dir Aufgaben zu bestimmten Zeiten leichter von der Hand gehen? Das liegt vermutlich an deiner persönlichen Leistungskurve. Unsere Energie ist eng verknüpft mit unserem individuellen Biorhythmus und verläuft normalerweise in Wellen.[43] Energiehochs wechseln sich im Laufe eines Tages immer wieder mit Phasen ab, in denen wir weniger Energie haben (siehe Grafik unten). So bildet sich bei jedem Menschen eine ganz individuelle Leistungskurve. In der nächsten Übung geht darum, deine Energiehochs bewusst und bedacht zu nutzen. Erledige deine Aufgaben, wenn du dafür die meiste Energie hast. Gönne dir hingegen eine Pause, wenn du merkst, dass dein Energielevel abfällt.

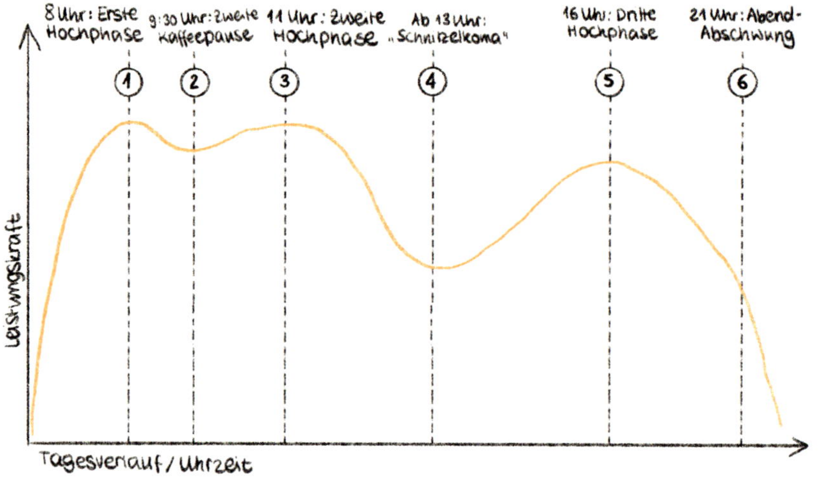

ÜBUNG 18

Meine Energie-Zeiten

In der Grafik auf Seite 84 unten siehst du einen durchschnittlichen Energieverlauf über den Tag abgebildet. Überlege dir nun, wie deine persönliche Leistungskurve verlaufen könnte. Denke dafür an die vergangenen drei bis fünf Tage zurück und beantworte diese Fragen:

- **Zu welchen Zeiten war ich leistungsfähig?**
- **Gibt es Zeitfenster, die sich besser für kognitive Aufgaben wie zum Beispiel Telefonate eignen?**
- **Wann gingen mir Routineaufgaben wie zum Beispiel das Einkaufen, Wäschewaschen oder Kochen leichter von der Hand?**
- **Zu welchen Zeiten spürte ich Erschöpfung? (= Pausenzeiten)**
- **Wie lange brauchte ich zur Erholung? (= Regenerationsdauer)**

Ermittle aus diesen Informationen deine Hochs und zeichne sie in die folgende Grafik ein. Trage anschließend deine Tiefzeiten ein, Wenn du nun alle Punkte miteinander verbindest, entsteht dein ganz persönlicher Leistungsverlauf.

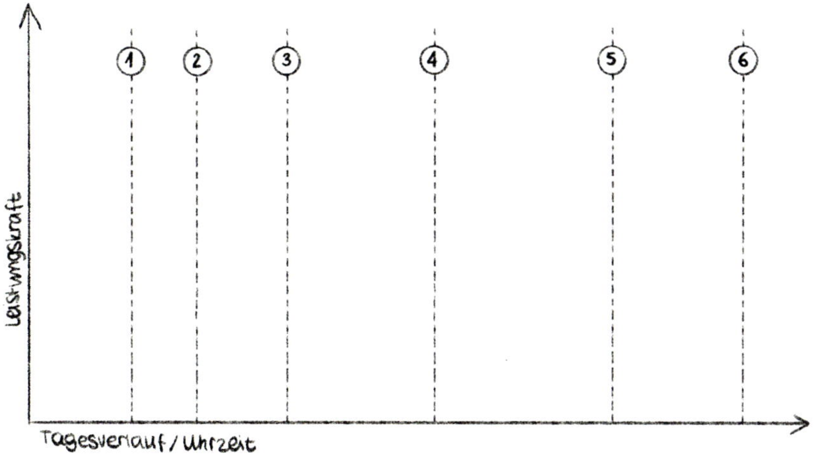

Nun kannst du gut erkennen, zu welchen Tageszeiten dir aktuell die meiste Energie zur Verfügung steht. Nutze dieses Wissen für deinen Alltag – je nachdem, ob dir im Moment eher weniger Energie oder durch deine fortschreitende Genesung bereits mehr Energie zur Verfügung steht:

Geringes Energielevel: Doing the right things at the right time

Überprüfe genau, wie sich dein Tagesablauf im Moment gestaltet. Wann gehst du deine Aufgabe für gewöhnlich an: eher am Vormittag oder eher am Nachmittag? Stimmt diese Planung mit deiner persönlichen Leistungskurve aus der Übung überein?

Falls ja: Super! Du hast intuitiv alles richtig gemacht.

Falls nein: Versuche, deinen Tag besser nach deinem persönlichen Leistungsverlauf auszurichten. Nutze deine Hochs für deine Aufgabe, die du dir vorgenommen hast. Denke hierbei auch an die passende Pausenstrategie, die du in Schritt 3 gelernt hast, und verwende die restliche Zeit des Tages dafür, gut für dich zu sorgen.

Wenn du im Moment sehr stark betroffen bist, kann es sogar sein, dass du mehrere Tage (oder Wochen) benötigst, um dich von einer Aufgabe zu erholen. So ergeht es vielen Long-Covid-Betroffenen. Wichtig ist, ein Gefühl dafür zu entwickeln, wann du deinen Körper wie belasten kannst.

Berücksichtige dabei auch, dass es einen Unterschied macht, ob du dir eine körperliche oder kognitive Aufgabe vorgenommen hast. Mir fiel beispielsweise auf, dass ich mich viel schwerer konzentrieren konnte, wenn ich zuerst meinen täglichen Routinen nachging (Duschen, Anziehen …). Danach hatte ich oft das Gefühl, dass all meine Ressourcen schon verbraucht waren. Also erledigte ich wichtige Telefonate oder Ähnliches immer gleich direkt nach dem Aufstehen und ruhte mich danach erst einmal aus. Bei körperlichen Aktivitäten wie zum Beispiel Abspülen oder Den-Müll-rausbringen war es genau umgekehrt. Hierfür eignete sich der späte Nachmittag besonders gut. Mit der Zeit hatte ich sogar immer mehr Energie zur Verfügung, wenn ich meine Aufgaben auf diese Weise anging.

Höheres Energielevel: Wechsle zwischen Beanspruchungen

Wenn du mittlerweile mehr Energie hast, mit der du auch mehrere Aufgaben am Tag gut bewältigen kannst, dann können dir folgende Tipps helfen, gut in Balance zu bleiben:

Art der Beanspruchung (körperlich, geistig, sozial) Achte darauf, wie du verschiedene Aufgaben des Tages miteinander kombinierst. So beanspruchst du ein bestimmtes System nicht allzu sehr. Ist dir schon einmal aufgefallen, dass es dir guttut, wenn du nach einer kognitiven Aufgabe etwas erledigst, wobei du nichts denken musst? Nach sozialen Aktivitäten ist es oft hilfreich, sich für eine Zeit lang zurückzuziehen und sich nur wenigen Reizen auszusetzen. Und nach körperlicher Beanspruchung braucht es körperliche Schonung. Versuche, die verschiedenen Beanspruchungen bei deinen Aufgaben zu berücksichtigen und in deinem Alltag so gut es geht zu variieren.

Grad der Beanspruchung (leicht, mittel, hoch) Bewerte deine Aktivitäten danach, wie anstrengend sie für dich sind. Du kannst entscheiden, ob du mehrere leichte Aufgaben oder eine große Aufgabe – in mehreren Schritten – erledigen möchtest. Achte dabei immer auf deine Energiespeicher und wende deine Pausenstrategie an, die du in Schritt 3 für dich erarbeitet hast.

ÜBUNG 19

Mein Aktivitäts-Check

Plane mit dem Aktivitäts-Check, wann du in dieser Woche welche Aufgaben angehen wirst.

- **Schreibe auf, welche Aufgaben und Aktivitäten in dieser Woche anstehen:**

  ....

  ....

  ....

- **Bewerte diese Aufgabe(n) nun nach folgenden Kriterien:**
  - **Grad der Anstrengung: leicht = L; mittel = M; hoch = H**
  - **Art der Beanspruchung: körperlich, geistig, sozial**
  - **Priorität: weniger wichtig = 3; wichtig = 2; sehr wichtig = 1**

....

....

....

- **Nutze den Aktivitäts-Check, um in Balance zu bleiben:**
  - **Berücksichtige in deiner neuen Morgen-Routine, wie viel Energie dir heute zur Verfügung steht.**
  - **Wähle aus dem Aktivitäts-Check die Aufgabe(n) mit hoher Priorität aus.**
  - **Plane deine Aufgaben nach deiner individuellen Leistungskurve.**
  - **Beachte, wie anstrengend die jeweilige Aufgabe für dich sein wird.**
  - **Sorge mit der richtigen Pausen-Strategie für ausreichend Ruhephasen.**
  - **Wenn du mehrere Aktivitäten planst, dann achte darauf, zwischen körperlichen, geistigen und sozialen Aufgaben zu wechseln.**
- **Halte am Ende jeden Tages in deinem Gesundheitstagebuch fest, wie es dir mit den geplanten Aktivitäten heute ergangen ist.**

Lessons Learned

Um die richtige Balance zwischen Ruhe und Aktivität für dich zu finden, kann es hilfreich sein, deine individuelle Leistungskurve bei der eigenen Tagesplanung zu berücksichtigen - ganz nach dem Motto »Doing the right things at the right time«. Zu Beginn meiner Erkrankung hatte ich mir überhaupt keine Gedanken gemacht, wann ich welche Aufgaben am besten angehe. Wenn ich ohne Symptome aufwachte, startete ich einfach mit der Aufgabe, die mir gerade einfiel.

Doch das endete oft im Chaos. Denn während ich gerade dabei war, das eine wichtige Telefonat zu führen, fielen mir plötzlich noch viele weitere wichtige To-dos ein. Ich merkte, dass ich dabei in Panik geriet: Vielleicht würde ich die wichtige Aufgabe gleich wieder vergessen? »Zur Sicherheit« begann ich also direkt mit der nächsten Aufgabe, ohne dabei eine Sache in Ruhe zu beenden. Meine Logik dabei war: Wenn ich wenigstens schon mit der nächsten Aufgabe angefangen habe, dann werde ich mich besser daran erinnern können.

So sprang ich zwischen verschiedenen Aufgaben hin und her und war schon nach kurzer Zeit so erschöpft, als hätte ich einen Marathon hinter mir. Wirklich erledigt hatte ich aber keinen einzigen meiner Geistesblitze. Mit der Zeit lernte ich, wie ich meine Aufgaben besser planen konnte und dass es einen Unterschied machte, zu welcher Tageszeit ich aktiv war. Von da an berücksichtigte ich meinen individuellen Leistungsverlauf bei der Planung meiner Aktivitäten und Aufgaben. Damit das auch dir gelingt, habe ich den Aktivitäts-Check in Übung 19 für dich entwickelt.

Schritt 6: Weiterentwicklung durch Selbsttraining

In den vorangegangenen Schritten ging es vor allem um das Hier und Jetzt – und darum, wie es dir heute geht. Du hast dich damit beschäftigt, wie du deine Energie ganz achtsam und bewusst einteilen kannst, um gut durch den Tag zu kommen. Mit diesem Wissen hast du gelernt, Alarmsignale deines Körpers wahrzunehmen und frühzeitig gegenzusteuern. Diese ersten fünf Schritte bilden das Fundament dieses Selbstcoachingprogramms. Im sechsten Schritt geht es nun um den Blick nach vorne. Du erfährst, wie du dein Aktivitätsniveau schrittweise steigern kannst, und erhältst konkrete Tipps, um deinen Körper und deine Gehirnleistung zu trainieren.

»I am making progress – every day.«

Ein stabiler Zustand als Voraussetzung

Die wichtigste Voraussetzung für deine Weiterentwicklung ist, dass du dich auf deinem derzeitigen Belastungsniveau gerade stabil und sicher fühlst. Du solltest dafür deine tägliche Routine gut bewältigen können, ohne dass deine Alltagsbelastung zu einer Symptomverschlechterung führt. Von diesem stabilen Zustand aus kannst du nun den Blick nach vorne richten und überlegen, in welchem Bereich du dich weiterentwickeln möchtest. Mit der richtigen Herangehensweise schaffst du es, mehr Kraft und Ausdauer zu entwickeln – ganz egal, ob es dabei um deine körperlichen oder kognitiven Fähigkeiten geht.

Schritt für Schritt

Du brauchst dafür Zeit und einen Trainingsplan, mit dem du dich regelmäßig und kontrolliert bestimmten Anforderungen aussetzt. Es gilt, das passende Belastungsniveau für dich zu finden, das deinen Körper weder über- noch unterfordert. Dafür gibt es kein Patentrezept. Jeder Mensch hat eine ganz individuelle Belastungsgrenze. Versuche, dein eigenes Aktivitätslevel langsam zu erhöhen, ohne dich dabei zu überlasten. Das kannst du nur herausfinden, wenn du dich ausprobierst und dabei konsequent auf die Signale deines Körpers achtest (siehe Schritt 2).

Der Prozess der Gewöhnung

Mit dem richtigen Belastungslevel wird sich dein Körper langsam, aber stetig an neue Herausforderungen anpassen. Dabei wirst du verschiedene Phasen durchlaufen. In der ersten Phase der Orientierung wird dein **Organismus** sofort bemerken, dass etwas anders ist. Gerade in dieser Phase ist es wichtig, den richtigen Grad der Stimulation zu erreichen, um dein System nicht zu sehr zu strapazieren.

Deshalb sollte direkt nach einer neuen Belastung eine Phase der **Entspannung** und Regeneration folgen. Wird dein Körper dann regelmäßig nach dem gleichen Prinzip angeregt, beispielsweise mit fünf Minuten Gehirnleistungstraining pro Tag, wirst du dich allmählich an diese neue Belastung gewöhnen. In dieser zweiten Phase der **Gewöhnung** reagiert dein Körper dann nicht mehr so stark auf die Belastungssituation und benötigt nach und nach weniger Zeit zur Regeneration.

Nach diesem Prinzip habe ich sowohl meine körperliche als auch kognitive Leistungsfähigkeit schrittweise ausgebaut. Für mich gab es keinen Grund, das nicht zu tun, solange es mir gut ging. Dabei habe ich nicht nur bewusst auf meine Körpersignale gehört, sondern auch auf mein Bauchgefühl. Tief im Inneren wusste ich immer sehr genau, wann der richtige Zeitpunkt war, um den nächsten Schritt zu gehen. Erst im Nachhinein wurde mir bewusst, dass dieses Vorgehen intuitiv sehr hilfreich für meine Genesung war. Mein Trainingsprogramm bestand aus zwei wesentlichen Komponenten: tägliches Gehirnjogging und Bewegung. Im Weiteren erfährst du, warum beides so wichtig ist, und bekommst Tipps, wie du beide Aspekte im Selbsttraining für dich umsetzen kannst.

Warum Bewegung so wichtig ist

Wahrscheinlich bist du aufgrund deiner Symptome im Moment nur sehr eingeschränkt in der Lage, körperlich aktiv zu sein. Verzichtest du jedoch ganz auf körperliche Aktivität, wird dies weitere negative Auswirkungen auf deinen Gesundheitszustand haben. Bewegungsmangel kann unter Umständen sogar dazu führen, dass deine Long-Covid-Symptome sich verstärken.

Bewegung stärkt Körper und Geist

Bewegung hat viele positive Einflüsse auf unseren Körper.[44] Wenn wir uns bewegen, wird unser Herz-Kreislauf-System in Gang gesetzt und unser Stoffwechsel angeregt. Das aktiviert unsere Zellen - und vor allem unser Immunsystem. Darüber hinaus führt Bewegung zu besserem Schlaf. Wissenschaftliche Studien zeigen, dass wir nachts leichter in den Tiefschlaf fallen, wenn wir uns tagsüber körperlich beansprucht haben.[45] Zudem ist unser Gehirn eng mit unserem Körper verbunden. Forschende fanden heraus, dass unsere Konzentrations- und Gedächtnisleistung sich durch regelmäßige körperliche Aktivität verbessern lassen.[46] Auch im Kontext von Fatigue wurde der Einfluss von Bewegung untersucht. Hier konnte gezeigt werden, dass es bei Patient*innen mit Fatigue durch ein leichtes, individuell angepasstes Bewegungstraining zu einer Abnahme der Müdigkeit und einer Verbesserung der körperlichen Leistungsfähigkeit kam, ohne dass die Erschöpfungssymptome zunahmen.[47]

Bewegungstraining mit Long Covid

Welches Training für dich das richtige ist, hängt davon ab, wie stark du durch Long Covid eingeschränkt bist und welche leichten körperlichen Aktivitäten dir Spaß machen. Du kannst deine Kondition verbessern (= Ausdauertraining) oder gezielt deine Muskeln trainieren (= Krafttraining). Bei beiden Varianten geht es darum, deine körperliche Leistungsfähigkeit zu erhalten oder weiter auszubauen - auch dann, wenn du aufgrund von Long Covid im Moment im Rollstuhl sitzt oder deine Mobilität stark eingeschränkt ist. Lass dich dann am besten von Ärzt*innen oder Expert*innen der Physio- und Ergotherapie beraten, welche körperliche Aktivität für dich besonders gut geeignet ist.

Mein persönlicher Bewegungsplan

Als ich einigermaßen stabil war, habe ich damit angefangen, meine Ausdauer zu trainieren. Dafür habe ich mehr Bewegung in meinen Alltag eingebaut. Zum Beispiel habe ich mir vorgenommen, Alltagswege wieder zu Fuß zu gehen oder mit dem Rad zu fahren. Am Anfang war das sehr anstrengend für mich. Ich musste mich schon nach kurzen Bewegungseinheiten hinlegen, um mich zu erholen. Doch nach ein paar Wochen kam ich mit der neuen Belastung gut zurecht.

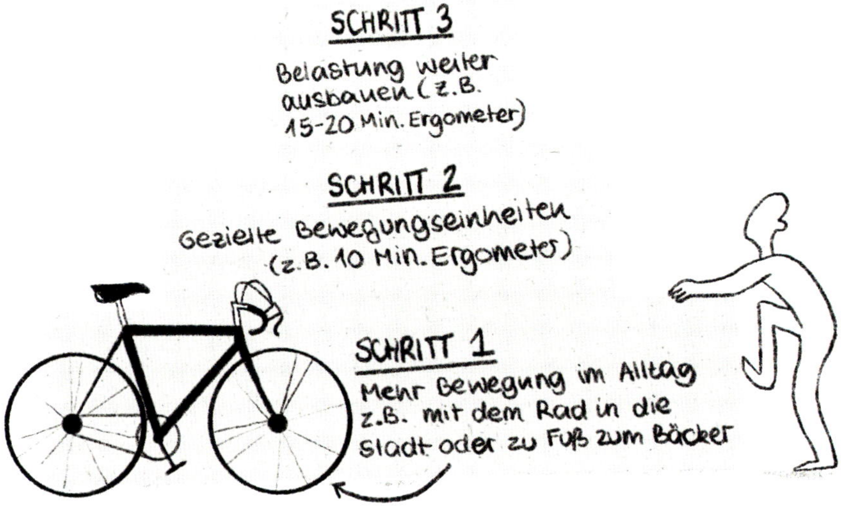

Ich erweiterte schrittweise mein Trainingsprogramm: Ich lieh mir ein Ergometer und startete von da an jeden Tag mit 15 Minuten Ergometertraining. Daneben behielt ich meine tägliche Schrittzahl im Blick und setzte mir für jeden Tag ein klares Ziel. Immer wenn ich mich gut an die neue Belastung gewöhnt hatte, baute ich mein Trainingsprogramm weiter aus. Mit jeder Trainingsstufe fühlte ich mich besser. Ich sah: Auch schon wenige Minuten Ausdauertraining am Tag können sich positiv auf die Gesundheit auswirken.

Meine Lieblingsaktivitäten

ÜBUNG 20

Es gibt viele weitere Aktivitäten, bei denen du deine körperliche Ausdauer – aber auch deine Kraft und Koordination trainieren kannst. Schreibe auf, welche Bewegungsaktivitäten dir vor deiner Erkrankung Freude bereitet haben.

....

....

....

Überlege dir, ob und wie du diese in deinen Long-Covid-Alltag einbauen kannst.

Das richtige Maß finden

Wenn du mit deinem Bewegungstraining beginnst, ist es wichtig, die Trainingsintensivität gut zu dosieren. Eine übermäßige Erschöpfung nach der Belastung ist unbedingt zu verhindern. Hierbei kann dir die sogenannte Borg-Skala[48] helfen, siehe Grafik unten. Anhand dieser Einschätzungsskala kannst du bewerten, wie anstrengend die jeweilige körperliche Aktivität für dich ist. Gerade zu Beginn einer neuen Belastungsstufe solltest du unbedingt im unteren Bereich bleiben. Auch hier gilt das Pausencredo »Aufhören, wenn es am schönsten ist,« statt »Je mehr, desto besser«. Wenn du bemerkst, dass deine Muskeln müde werden, du aus der Puste kommst oder deine Symptome sich bemerkbar machen, solltest du unbedingt eine Pause einlegen. Erinnere dich dabei an Schritt 3 und achte darauf, deine Belastungsgrenze nicht zu überschreiten.

Borg-Skala

		Intensität	Körperliche Anstrengung
0	Keine Anstrengung/Atemnot		• sich unterfordert fühlen • den Eindruck haben, noch um einiges länger weitertrainieren zu können
0,5	Sehr, sehr leicht		
1	Sehr leicht		
2	leicht		
3	Mäßig		
4	Etwas anstrengend/ziemlich		• deutliche körperliche Anstrengung • zunehmende Ermüdung • man ist froh, wenn der Durchgang/die Zeit vorbei ist
5	Anstregend/schwer		
6			
7	Sehr anstrengend/schwer		• sich körperlich überlastet fühlen: ggf. Schmerzen, Unwohlsein • die Anstremngung zwingt zum baldigen bzw. sofortigen Abbruch der Belastung
8			
9	Sehr, sehr anstrengend/schwer		
10	Maximal		

Gehirntraining mit Long Covid

Viele Betroffene leiden unter kognitiven Einschränkungen.[49] Fällt es dir auch schwer, dich zu konzentrieren, oder ist dein Kopf wie vernebelt? Diese Symptome kenne ich sehr gut. An manchen Tagen hatte ich das Gefühl, keinen einzigen klaren Gedanken fassen zu können. Mit der Zeit begann ich, meine Gehirnleistung systematisch zu trainieren. Dafür gibt es ganz spezielle Übungen, um zum Beispiel Reize aus deiner Umwelt besser wahrnehmen, verarbeiten oder in deinem Gedächtnis speichern zu können. Vielleicht fragst du dich, wie das eigentlich möglich ist.

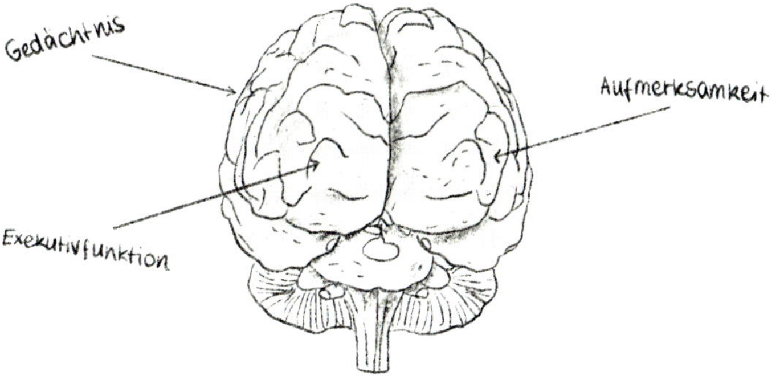

Unser Gehirn ist ein Wunder

Unser Gehirn besteht aus Millionen von Nervenzellen, die alle miteinander verbunden sind. Jedes Mal, wenn wir neue Erfahrungen machen, entstehen weitere Verbindungen, oder bereits vorhandene Verknüpfungen verstärken sich. Auf diese Weise formt sich unser Gehirn immer wieder neu. Dies funktioniert sogar dann, wenn bestimmte Gehirnfunktionen leicht oder mittelschwer beeinträchtigt sind. Neurowissenschaftler*innen sprechen hier von »Neuroplastizität«. Dazu habe ich den Neuropsychologen **Dr. Hartwig Kulke** näher befragt.

Dr. Hartwig Kulke ist Neuropsychologe und Psychotherapeut. Er behandelt in seiner Praxis regelmäßig Long-Covid-Patient*innen mit kognitiven Einschränkungen und erklärt, welche kognitiven Symptome er bei Betroffenen beobachtet und was er seinen Patient*innen rät.

Welche Symptome beobachten Sie bei Long-Covid-Patient*innen?
Im kognitiven Bereich vor allem die Aufmerksamkeitsleistungen, konkret die Aufmerksamkeitsintensität, also den Grad der Wachheit und Reaktionsbereitschaft. Daneben sind gelegentlich Gedächtnisdefizite zu beobachten, die jedoch überwiegend auf Defizite in der Aufmerksamkeit zurückzuführen sind. Das klinische Bild überschneidet sich stark mit dem bekannten Krankheitsbild des Chronic Fatigue Syndroms (CFS), das wir von besser erforschten Erkrankungen wie Multiple Sklerose oder dem Pfeiffer'schen Drüsenfieber her kennen. Hierbei kann auch eine ausgeprägte kognitive Störung auftreten. Schon geringe Anstrengungen können eine tiefe körperliche und kognitive Erschöpfung auslösen – bis hin zu Zusammenbrüchen, die tagelang anhalten können.

Können Betroffene ihre kognitive Leistung trainieren?
Störungen der Aufmerksamkeitsintensität lassen sich grundsätzlich durch Training verbessern, jedoch zum Preis eines erhöhten Energieverbrauchs. Betroffene sollten sehr achtsam mit ihren Energiereserven umgehen und sich beim Training nicht verausgaben. Das Training führt zu einer beschleunigten Ermüdung, und die meisten Betroffenen reagieren intuitiv damit, sich »zusammenzureißen«. Deshalb besteht das wichtigste Training zunächst darin, Betroffene für ihre Ermüdungssignale zu sensibilisieren. Auf diese Weise kann die eigene Achtsamkeit verbessert werden, um rechtzeitig zu erkennen, wann eine Pause angezeigt ist. So lernen Betroffene, welche Pausenstrategie am besten für sie geeignet ist, um leistungsfähig zu bleiben.

Gehen die kognitiven Symptome auch wieder weg?
Das wissen wir (noch) nicht. Denn dafür haben wir noch zu wenig Erfahrungen mit Long Covid. Die Langzeitbeobachtungen von anderen Fatigue erzeugenden Erkrankungen machen eine vollständige Heilung eher unwahrscheinlich. Für Long Covid können wir das schlichtweg noch nicht beantworten.

Mentale Aktivierung für deinen Kopf

Du kannst deine kognitiven Fähigkeiten auf verschiedene Art und Weise trainieren.[50] Oft reicht es dafür schon, die alten Lieblingsspiele aus dem Keller zu holen. Spiele wie Memory oder Domino wirken als wahre »Neuro-Booster«. In den beiden Tabellen auf der folgenden Seite findest du verschiedene Spiele und andere Aktivitäten, um deine Gehirnleistung zu trainieren.

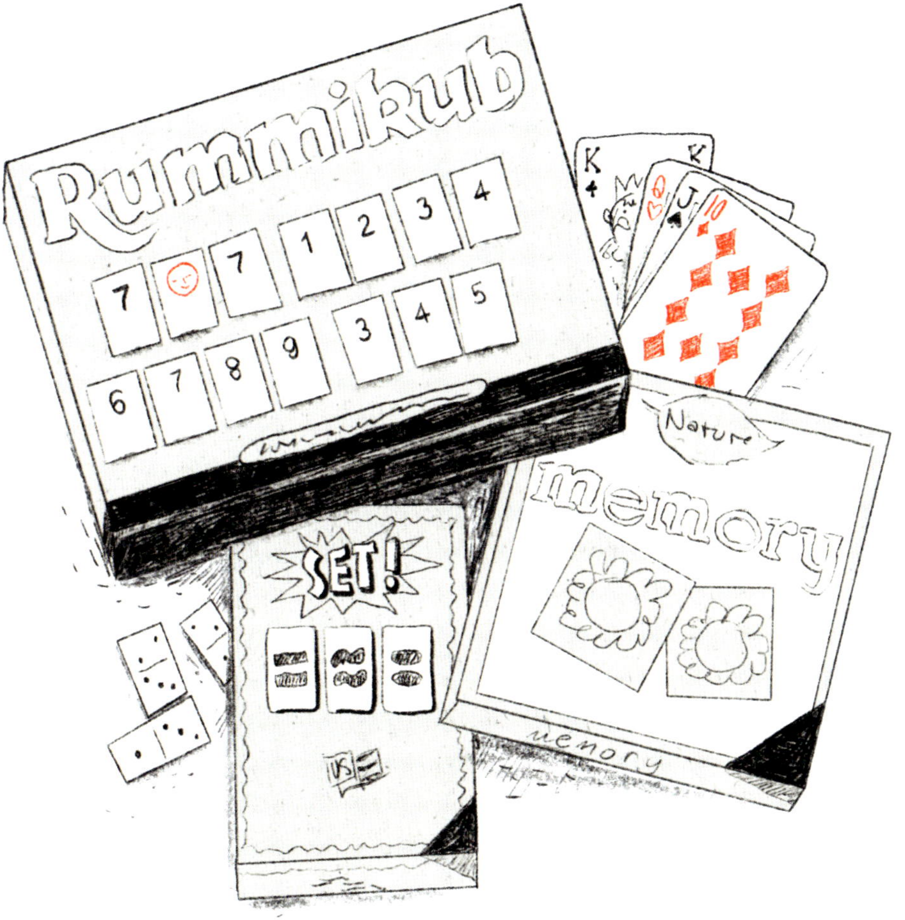

Spiele	Trainierte kognitive Fähigkeiten
Rummikub	numerische Fähigkeiten, visuelle Wahrnehmung, Aufmerksamkeit, Konzentration, Denkflexibilität, Handlungsplanung und Problemlösungsstrategien
Memory	Merkfähigkeit, Aufmerksamkeit, Konzentration
SET	visuelle Wahrnehmung, Aufmerksamkeit, Konzentration, Reaktionsgeschwindigkeit, Denkflexibilität
Kartenspiele wie Solitaire	numerische Fähigkeiten, visuelle Wahrnehmung, Aufmerksamkeit, Konzentration, Handlungsplanung
Dame	Denkflexibilität, visuelle Wahrnehmung, Aufmerksamkeit, Konzentration
Mikado	Konzentration, Ausdauer
Domino	numerische Fähigkeiten, visuelle Wahrnehmung, Aufmerksamkeit, Konzentration
Puzzle	visuelle Wahrnehmung, Konzentration, Kurzzeitgedächtnis

Aktivität	Trainierte kognitive Fähigkeiten
Kreuzworträtsel	sprachliche Fähigkeiten, Konzentration, Kurzzeitgedächtnis
Sudoku	numerische Fähigkeiten, Konzentration, logisches Denken
Lesen	visuelle Wahrnehmung, Ausdauer, Konzentration
(Aus-)Malen/ Zeichnen	visuelle Wahrnehmung, Ausdauer, Konzentration
Rätselbücher	logisches Denken, Konzentration
Singen	Konzentration, Wahrnehmung, sprachliche Fähigkeiten
Instrument spielen	Konzentration, Fokus, Gedächtnis, Ausdauer

Darüber hinaus gibt es auch ganz speziell entwickelte Apps und Computerprogramme. In der Tabelle unten findest du drei kostenfreie Empfehlungen, die von Mediziner*innen und Neuropsycholog*innen entwickelt wurden.

Drei Handy-Apps, um kognitive Fähigkeiten zu trainieren

App	
Lumosity	Diese App enthält eine kostenlose Basisversion. Meine Lieblingsspiel: »Zügige Gedanken«
MS Kognition	Diese App wurde zur Stärkung kognitiver Fähigkeiten für Menschen mit Multiple Sklerose entwickelt und ist völlig kostenlos. Mein Lieblingsspiel: »Fischfang«
NeuroNation	Diese App ist Teil des BRAIN-Projekts (= ein vom Bundesministerium für Bildung und Forschung gefördertes Projekt zur Behandlung kognitiver Beeinträchtigungen mit Gedächtnistraining) und enthält eine kostenlose Basisversion. Mein Lieblingsspiel: »Solitaria«

Es gibt noch viele weitere Möglichkeiten, wie du deine Gehirnleistung trainieren kannst. Deiner Fantasie sind dabei keine Grenzen gesetzt. Denn egal, ob du deine kognitiven Fähigkeiten mit einer App oder durch Alltagsaktivitäten trainierst - das Prinzip dahinter bleibt gleich: Durch gezieltes Üben werden deine beeinträchtigen Gehirnfunktionen positiv beeinflusst. Worauf du dabei unbedingt achten solltest:

- Tu Dinge, die dir Freude bereiten!
- Entscheide dich für Aktivitäten, die dich (heraus-)fordern!
- Beginne mit einer leichten Beanspruchung und überfordere dich nicht!
- Lege rechtzeitig Pausen ein! Es ist hilfreich, die Trainingseinheiten zu Beginn zum Beispiel auf fünf bis zehn Minuten zu beschränken.
- Sei geduldig! Dein Gehirn braucht Zeit, um die neuen Reize zu verarbeiten.
- Bleib am Ball! Regelmäßiges Üben hilft dir dabei, deine Leistung kontinuierlich zu verbessern.

ÜBUNG 21

Mein persönliches Gehirntrainingsprogramm

- **Was? Mit welcher Aktivität möchtest du dein Trainingsprogramm starten?**

- **Wann? Zu welcher Tageszeit nimmst du dir das Training vor?**

- **Wie lange? Starte langsam! Lege vorher fest, wie lange du trainieren möchtest.**

Neuropsychologische Unterstützungsangebote

Darüber hinaus können dir ganz spezielle Testverfahren helfen herauszufinden, welche Übungen für dich besonders hilfreich sind. Hierbei können dich Neuropsychologen sehr gut beraten und unterstützen. Allerdings kannst du die langen Wartezeiten für einen Termin mit deinem neuen Wissen überbrücken. Ich habe immer selbst sehr gut gespürt, welche Übungen für mich passend sind, und ich bemerkte, dass das Training seine Wirkung zeigte. Und Spaß machte es mir auch.

Auf der Suche nach einer neuropsychologischen Betreuung habe ich erst nach fünf Versuchen die richtige Anlaufstelle für mich gefunden. Immer wieder entstand bei mir der Eindruck, dass die Expert*innen meine geschilderten Probleme nicht verstehen konnten. Meine kognitiven Einschränkungen waren massiv – dies ließ sich in den Leistungstests aber nur schwer abbilden. Das lag mitunter daran, dass ich häufig nur für kurze Zeit am Vormittag getestet wurde oder Minderleistungen in Teiltests durch gute Testergebnisse in anderen Testbereichen kompensiert wurden. Einmal wurden sogar völlig falsche Rückschlüsse aus einem

Ergebnis gezogen. Ähnliche Erfahrungen beschreibt auch Heike, eine Betroffene, in ihrem Bericht auf den Seiten 30 bis 35. Mein Tipp: Achte bei der Suche nach neuropsychologischen Unterstützungsangeboten darauf, dass die jeweilige Anlaufstelle schon andere Long-Covid-Patient*innen betreut und auch Erfahrung mit dem chronischen Fatigue-Syndrom (CFS) hat.

Lessons Learned

In Schritt 6 hast du erfahren, wie du deine körperlichen und geistigen Fähigkeiten durch gezieltes Selbsttraining verbessern kannst. Dabei ist es sehr wichtig, mit einer niedrigen Belastungsstufe anzufangen und achtsam auf deine Körpersignale zu hören. Dein Körper und dein Gehirn brauchen nach jeder Beanspruchung ausreichend Zeit, um sich zu regenerieren. Um die richtigen Schwerpunkte in deinem Selbsttraining zu setzen, ist es hilfreich, Expert*innen hinzuzuziehen. Für dein Bewegungstraining kannst du Therapeut*innen aus der Physio-, Ergo- oder Sporttherapie um Unterstützung bitten, für dein Gehirntraining Neuropsycholog*innen, die bereits Erfahrungen mit Long-Covid-Patient*innen und Fatigue haben.

Das richtige Belastungslevel zu finden, ist für mich bis heute die größte Herausforderung. Am Anfang hat mein Körper sehr stark auf die neue Beanspruchung reagiert, und ich wusste sofort, wann ich eine Pause brauchte. Mit der Zeit konnte ich meine Belastung langsam steigern – und das fühlte sich gut an. Ich war ganz automatisch in der Lage, mehr zu schaffen, und konnte meinen Trainingsplan gut bewältigen. Doch zeitweise kämpfte ich auch mit Selbstzweifeln. Ich war mir nicht sicher, ob ich gerade das Richtige tat. Zu diesem Zeitpunkt hatte ich noch keine Ansprechpartner*innen für mich gefunden und war auf mich allein gestellt. In solchen Momenten war es für mich immer hilfreich, zurückzuschauen und zu reflektieren: Wie habe ich begonnen und wo stehe ich heute? Was hat sich verbessert? Was habe ich erreicht? Dieser Blick zurück hat mir geholfen, meine kleinen Fortschritte wahrzunehmen und wertzuschätzen.

Schritt 6 + 1: Stress meistern

In den letzten beiden Schritten dieses Selbstcoachingprogramms geht es um die Fragen, wie du neue Energie gewinnen kannst und wo du sie verlierst. Dafür schauen wir zunächst darauf, was Stress mit dir und deinem Körper macht. Du entlarvst deine persönlichen Energieräuber und erfährst mehr darüber, wie du dir mehr emotionale, soziale und geistige Entlastung schaffen kannst. Auf diese Weise bist du zukünftig besser in der Lage, auf schwierige Situationen zu reagieren und deine Gesundheit zu schützen.

»I control what I can control, and let go what I can't«

Unser Körper in Alarmbereitschaft

Unser Körper reagiert automatisch auf sämtliche Erfahrungen, die wir in unserem Alltag machen. Ganz egal, ob es sich dabei um äußere Auslöser wie Hitze oder Kälte – oder innere Auslöser wie Angst handelt: Unsere Körperreaktionen laufen immer gleich ab.[51] Unser gesamtes System wird aktiviert, und es werden verschiedene Stresshormone ausgeschüttet.[52] Diese bewirken, dass unser Sympathikus aktiviert wird und enorme Energie in uns freisetzt: Unser Herz schlägt schneller und unsere Muskeln sind angespannt. Wir sind in Alarmbereitschaft und können blitzschnell auf die unvorhergesehene Situation reagieren.[53] Diese wichtige Stressreaktion sichert seit jeher unser Überleben.[54]

Folgen von Stress auf deine Gesundheit mit Long Covid

Allerdings muss unser Körper auch in der Lage sein, diese freigesetzte Energie wieder abzubauen und sich von der Anspannung zu erholen. Ich hatte das Gefühl, dass dies nun nicht mehr so gut möglich ist. Warum es dir mit Long Covid womöglich schwerer fällt, mit Stress und belastenden Situationen umzugehen, könnten folgende Annahmen erklären:

Verlangsamte Regeneration Wie bereits in Teil 2 ausgeführt scheinen wichtige Körperfunktionen bei von Long Covid Betroffenen eingeschränkt zu sein. Das könnte dazu führen, dass dein Körper die Auswirkungen der Stressreaktion nicht ausreichend oder schnell genug verarbeiten kann. Dein System könnte dadurch länger in Anspannung sein oder länger brauchen, um zu zu regenerieren.

Festhängen Es könnte sein, dass es dir im Moment schwerfällt, dich gedanklich von belastenden Situationen zu lösen und deine Gedanken und Gefühle zu kontrollieren. Dieses »Festhängen« und ständige Grübeln über die Situation können deinen Körper ebenfalls in Alarmbereitschaft versetzen. Dann bist du innerlich und körperlich angespannt, ohne das überhaupt zu bemerken.

Daueralarm Darüber hinaus können deine Long-Covid-Symptome bei dir zu Dauerstress führen. Alles, was negative Empfindungen oder ein Ungleichgewicht in uns auslöst, erleben wir als Stress. Viele von Long Covid Betroffene reagieren nun empfindlicher auf Umweltreize wie Lärm oder Hitze. Auch negative Gefühle wie Angst, Wut oder die Frustration über deine Krankheitssituation könnten den Daueralarm in dir auslösen.

Diese Reaktion deines Körpers auf Stresssituationen könnte sogar bewirken, dass du dich tagelang davon erholen musst. Sie rauben dir unheimlich viel Energie. Nutze die nächste Übung, um genauer zu analysieren, was Stress mit dir und deinem Körper macht.

Meine Stressreaktionen

ÜBUNG 22

Überlege dir eine Situation, die dich in den letzten Tagen gestresst hat.

- **Was genau hat dich in dieser Situation gestresst?**
- **Was hat dazu geführt, dass du in diese Situation gekommen bist?**
- **Wie hast du in dieser Situation reagiert (körperlich, geistig, emotional)?**
- **Welche weiteren Symptome haben sich gegebenenfalls gezeigt haben (zum Beispiel Verspannungen im Nacken)?**

....

....

....

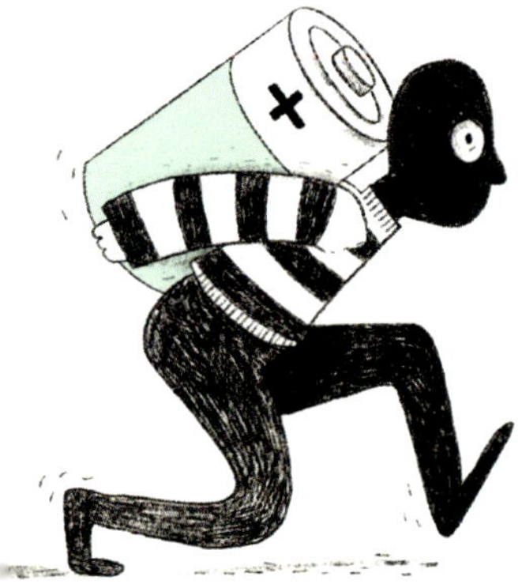

Energieräubern auf der Spur

Das Gemeine ist, dass Stressoren oft völlig unvermittelt auftauchen. Zumindest habe ich das in meinem Alltag so erlebt, bevor ich mich ausführlicher mit meinen persönlichen Energieräubern beschäftigt habe. Das war etwa zu dem Zeitpunkt, als ich nicht mehr ständig von meinen Symptomen überrumpelt wurde. Ich konnte mittlerweile gut einschätzen, welche Aufgaben ich mir wann zutrauen konnte und was ich brauchte, um meine Energien gut einzuteilen. Ich hatte meine Krankheitssituation »unter Kontrolle«. Und doch gab es immer wieder Situationen, die mich aus der Bahn warfen. Beispiele dafür gab es viele: Meistens waren das unerfüllte Erwartungshaltungen von anderen, die keinen Einblick in meine Krankheitssituation hatten. Oder Grenzüberschreitungen, mit denen ich nicht gerechnet hatte. Überprüfe mit der nachfolgenden Übung, welche Energieräuber dich im Alltag belasten.

ÜBUNG 23

Energieräuber identifizieren

Welche Stresssituationen belasten mich aktuell am meisten und stärksten?

Energieräuber	Beispiel(e)	Stresslevel (Skala 1–10; 10 = sehr stark)

Drei Fragen, die du dir stellen solltest

Jetzt, wo du weißt, was genau dir Energie und Kraft kostet, geht es darum, wie du damit umgehen kannst. Vielleicht kennst du das Sprichwort »Change it or leave it«? Auch wenn es vielleicht ein bisschen abgedroschen klingt, beinhaltet es genau die Ansatzpunkte, um deinen Stress zukünftig besser zu meistern. Stelle dir dafür drei zentrale Fragen:

Kann ich etwas verändern? Wenn du bemerkst, dass bestimmte Situationen deine Gesundheit negativ beeinflussen, ist es hilfreich zu fragen, ob du selbst daran etwas verändern kannst.

Falls **JA**, stellen sich drei weitere Fragen:

- Was genau könnte ich verändern?
- Was würde dann passieren?
- Was wird dadurch für mich möglich?

Wie wirst du dich das nächste Mal verhalten, wenn du in diese Stresssituation kommst? Was könntest du denken, tun oder sagen?

Falls **NEIN**, stellt sich die Frage, weshalb du keinen Einfluss auf die Stresssituation hast:

- Wer oder was ist dafür verantwortlich?
- Wer oder was hindert dich daran, etwas zu verändern?

Wenn es dir nicht direkt möglich ist, etwas an der Stresssituation zu verändern, können dir vielleicht folgende Strategien weiterhelfen.

Kann ich meine(n) Energieräuber vermeiden? Wenn eine direkte Veränderung der Situation nicht möglich (oder noch nicht gewollt) ist, könntest du versuchen, den Stressauslöser so gut es geht zu vermeiden. Das ist oft weniger anstrengend und auf diese Weise kannst du dir in Ruhe darüber klar werden, was dir wirklich wichtig ist. Oft ist Vermeidung der erste Schritt, um weitere Veränderungen in Gang zu setzen. Je nachdem, um welchen Energieräuber es sich handelt, kann dies ganz unterschiedlich aussehen.

Du könntest zum Beispiel stressige Einkaufszeiten oder laute Orte vermeiden, indem du zu anderen Zeiten einkaufst oder andere Wege wählst. Wenn du bemerkst, dass bestimmte Personen dich besonders stressen, könntest du den Kontakt bewusst reduzieren. Vielleicht gelingt es dir, der Person deine Situation zu erklären und um Verständnis zu bitten.

Kann ich meine(n) Energieräuber ganz streichen? Diese Empfehlung habe ich dir schon in Schritt 4 gegeben, als es darum ging, dich an schlechten Tagen so gut es geht zu entlasten. Wenn dir etwas zu viel Energie raubt, dann streiche diese Sache aus deinem Leben. Klar, das klingt natürlich logisch – ist aber oft leichter gesagt als getan! Es fällt uns Menschen schwer, aus gewohnten Mustern auszubrechen. Doch manchmal lohnt es sich, Routinen, Beziehungen oder Verpflichtungen ganz bewusst zu verändern. Gerade wenn du bemerkst, dass sie dir mehr Energie rauben, als sie dir geben. Stelle dir dazu folgende Fragen:

- Weshalb halte ich an der Situation fest, obwohl sie mir so viel Energie raubt?
- Was würde passieren, wenn ich den Energieräuber aus meinem Alltag streiche?
- Wie würde es sich anfühlen, wenn dieser Energieräuber nicht mehr da wäre?
- Was könnte mir helfen, den Energieräuber aus meinem Leben zu verbannen?

Strategien zur Entlastung

Abschließend möchte ich dir drei konkrete Tipps an die Hand geben, mit denen du dich emotional, sozial und kognitiv entlasten kannst. Dabei geht es immer darum, einen Weg zu finden, um aus der Belastungssituation auszusteigen. Wenn wir das Gefühl haben, dass wir die Kontrolle über eine Situation haben, sind wir weniger gestresst. Denn die automatische Stressreaktion unseres Körpers wird vor allem dann ausgelöst, wenn wir Gefahren erkennen und glauben, diese nicht bewältigen zu können.

Emotionale Entlastung durch Journaling

Mir ist aufgefallen, dass mich emotionale Ereignisse mit Long Covid nun mehr belasten – auch dann, wenn ich gar nicht direkt betroffen bin. Es fällt mir schwer, mich von negativen Gefühlen und Gedanken zu distanzieren. Sie machen sich immer wieder bemerkbar, ganz egal, was ich gerade tue. Dann habe ich das Gefühl, dass meine Energie von den negativen Emotionen regelrecht aufgesogen wird. »Journaling« ist eine effektive Methode, um aus dieser Negativspirale auszusteigen. Dabei geht es darum, die eigenen Gedanken und Gefühle aufzuschreiben und sich dadurch ganz gezielt mit bestimmten Situationen auseinanderzusetzen. Dadurch können wir nicht nur Stress und Unsicherheiten bewältigen, sondern auch einschränkenden Denkmustern auf die Spur kommen. Wissenschaftliche Studien zeigen, dass das Schreiben dir helfen kann, negative Gefühle und schwierige Erlebnisse zu verarbeiten und so deinen Geist zu beruhigen.[55] Und es gibt noch weitere Synergieeffekte: Journaling kann sogar unser Immunsystem und körperliche Erkrankungen wie zum Beispiel Asthma und Rheuma nachweislich positiv beeinflussen.[56] Letztendlich haben die positiven Effekte des Schreibens ja auch dazu geführt, dass dieses Buch entstanden ist.

Lass deine Gedanken fließen

ÜBUNG 24

Wenn du das Gefühl hast, dass dich ein Gefühl oder ein Gedanke gerade sehr beschäftigt, dann probiere Journaling einmal für dich aus. Nutze die nachfolgende Anleitung und schreibe auf, was dir gerade durch den Kopf geht.

- **Stelle einen Timer auf fünf Minuten.**
- **Atme tief ein und aus.**
- **Nimm wahr, welche Gedanken und Gefühle dich gerade beschäftigen.**
- **Lass deine Gedanken auf das Papier fließen, ohne dabei auf Formulierungen zu achten. Schreibe ungefiltert alles auf, was dir im Kopf herumschwirrt.**

Du kannst Journaling auch als festes Ritual in deinen Alltag integrieren. Zum Beispiel, indem du regelmäßig vor dem Schlafengehen alle Sorgen und Gedanken aufschreibst, um den Kopf frei zu bekommen. Oder wenn du nachts aufwachst und nicht mehr einschlafen kannst. Eine weitere Möglichkeit ist es, gleich morgens nach dem Aufstehen mit Journaling in den Tag zu starten. Mittlerweile gibt es auch sehr schöne Journal-Bücher - sogenannte Bullet Journals -, die dich mit inspirierenden Fragen durch deinen Alltag begleiten. Welche Methode du wählst, bleibt ganz dir überlassen. Für mich brauchte es nicht mehr als

ein leeres Blatt Papier und meinen Lieblingsstift, um mein Gedankenwirrwarr im richtigen Moment wieder zu ordnen.

Entlastung von sozialen Verpflichtungen

Die Beziehung zu anderen Menschen ist uns wichtig. Gesunde und tragfähige Beziehungen können für uns eine große Ressource sein – andere wiederum können uns enorm stressen. Gerade dann, wenn diese mit bestimmten Verpflichtungen einhergehen. Doch nicht nur unser Gegenüber, sondern auch unsere Persönlichkeit spielt eine Rolle dabei, wie viel Energie wir in unsere sozialen Beziehungen investieren. Manche Menschen nehmen so einiges auf sich, um die Erwartungen von anderen so gut es geht zu erfüllen. Kennst auch du solche Situationen, in denen du deine eigenen Bedürfnisse zurücksteckst, um es allen recht zu machen? Ich kenne solche Momente nur zu gut. Dafür kann es verschiedene Gründe geben. Vielleicht möchtest du …

- deinem Gegenüber keine Umstände bereiten?
- Diskussionen oder einen Streit vermeiden?
- dafür sorgen, dass die Stimmung gut ist?
- dein Gegenüber mit einem »Nein« nicht vor den Kopf stoßen?

Welcher Grund auch dafür verantwortlich ist, dass du die Bedürfnisse anderer Menschen immer wieder über deine eigenen stellst: Gerade jetzt ist es wichtig, eigene Prioritäten zu setzen. Das bedeutet nicht, egoistisch zu sein, ganz im Gegenteil! Nur indem du dich und deine Bedürfnisse an oberste Stelle setzt, hast du ausreichend Energie – für dich selbst und auch für andere. Um dich deswegen nicht schlecht zu fühlen, mache dir bewusst: Ein klares »Nein« zu Dingen oder Menschen, die dir Energie und Zeit rauben, bedeutet gleichzeitig immer auch ein »Ja« zu dir selbst oder Dingen, die dir wirklich wichtig sind! Nun geht es darum, diese Grenzen auch an andere zu kommunizieren. Mache dir dafür bewusst:

- Welche Verpflichtungen möchtest du zukünftig nicht mehr eingehen?
- Bei welchen Personen fällt dir ein »Nein« besonders schwer?
- Bei wem möchtest du das in Zukunft ändern? Dabei hilft dir die folgende Übung.

ÜBUNG 25

Mein innerer Kreis

Jeder Mensch ist in ein ganzes Netzwerk von Beziehungen eingebunden. Mit dieser Übung schaust du genauer darauf, mit welchen Menschen du dich in deinem Alltag umgibst und welche Beziehungen dir besonders guttun:

- **Liste alle Personen auf, mit denen du Zeit verbringst oder die dir wichtig sind. Schreibe dafür die Personen, mit denen du viel Zeit verbringst, in deinen »inneren Kreis«, alle anderen Personen in den »äußeren Kreis«.**
- **Schau dir jede Beziehung an und bewerte sie nach den folgenden Kriterien:**
  - **Gibt es Personen, mit denen ich häufig und gerne zusammen bin? Tut mir die gemeinsame Zeit gut? (+++)**
  - **Gibt es Personen, die mir wichtig sind, von denen ich aber weit entfernt bin? (+)**
  - **Gibt es Personen, die eher anstrengend für mich sind, mir eher Energie rauben? (—)**
- **Wenn du nun auf drei Personen in deinem »inneren Kreis« schaust, mit denen du dich besonders eng verbunden fühlst: Was macht die Beziehung mit diesen Menschen so besonders? Wodurch genau fühlst du dich durch diese Personen unterstützt?**
- **Wodurch könntest du die positiven Beziehungen in deinem Netzwerk weiter stärken?**
- **Wie könntest du mit den Beziehungen umgehen, die dir eher Energie rauben? Wie könntest du einen gesunden Abstand zu diesen Personen finden? Wer oder was könnte dir dabei helfen?**

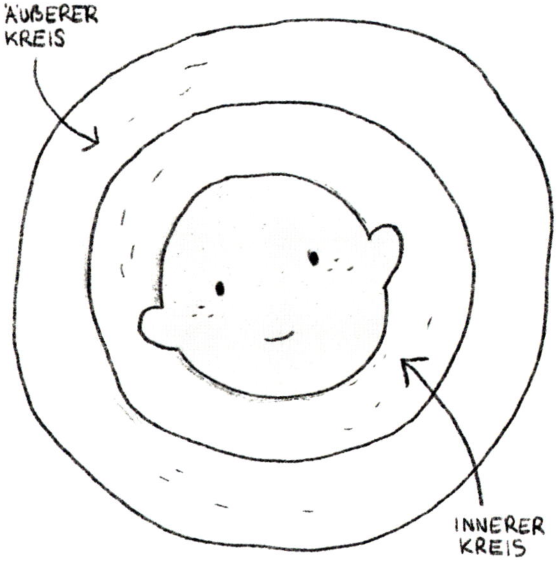

Zeit für mich

Wenn du dich mit deinem aktuellen Beziehungsnetz beschäftigst, dann solltest du dir auch folgende Frage stellen: Wie viel Zeit kann ich grundsätzlich mit anderen Menschen verbringen, ohne dass meine Symptome sich verschlimmern? Mach dir immer wieder bewusst, dass dich jedes Gespräch, jedes Telefonat, jede Nachricht Energie kostet - auch dann, wenn du den Kontakt mit diesem Gegenüber als positiv erlebst. Und zwar deshalb, weil dein Gehirn ständig neue Reize verarbeiten muss. Versuche deshalb jeden Tag ausreichend Zeit für dich selbst zu finden, indem du dir bewusst Auszeiten gönnst. Verkürze die Zeit mit Personen in deinem Umfeld, die du als anstrengend empfindest. Erst recht dann, wenn sie dich mehr Energie kosten, als sie dir geben.

Mein »Nein« zum »Ja«

Fällt es dir schwer, freundlich, aber bestimmt ein klares »Nein« auszusprechen? Ich selbst habe mir damit immer wieder schwergetan. Ich wollte andere nicht vor den Kopf stoßen und mich nicht allzu wichtig nehmen. Mit der Zeit habe ich erkannt, dass jedes »Ja« zu anderen oft ein »Nein« zu mir und meiner Gesundheit war - und das musste ich oft schwer büßen. Ich suchte nach einem Weg, wie ich freundlich, aber bestimmt besser »Ja« zu mir selbst sagen konnte. Dabei bin ich auf diesen Tipp gestoßen: Streiche das Wort »Sorry« und ersetze es durch »Danke«. Ich dachte darüber nach und fragte mich, ob das wirklich so einfach funktionieren würde. Dabei fiel mir auf, dass ich mich ziemlich oft entschuldigte - oft sogar mehrfach, weil mir die Situation so unangenehm war. Ich beschloss, den Tipp einmal auszuprobieren, und speicherte die folgenden Sätze zur Erinnerung in meinem Handy:

- Bei Absagen: Danke, dass du das verstehst.
- Bei Verspätung: Vielen Dank für deine Geduld!
- Bei Terminverschiebung: Danke für deine Flexibilität, die das möglich macht.

Für mich funktionierte dieser kleine Trick von da an wunderbar - vielleicht auch für dich?!

Geistige Entlastung

Sorge auch für ausreichend geistige Entlastung – und zwar, indem du dir ganz bewusst den Kopf freihältst. Unser Gehirn hat nur einen begrenzten Arbeitsspeicher. Es kann also nur eine begrenzte Anzahl von Informationen gleichzeitig verarbeiten.[57] Wenn du ein Zuviel an Reizen und Informationen vermeidest, schonst du damit zugleich deine geistigen Kapazitäten.[58] Folgende Tipps für deinen Alltag können dir dabei helfen:

Aufschreiben Gewöhne dir an, deine Gedanken aufzuschreiben, anstatt dir Dinge zu merken. Dadurch entlastest du dein Gehirn, weil du nicht so viele Dinge gleichzeitig im Kopf behalten musst. Dein Arbeitsgedächtnis wird es dir danken!
Ein Sammelpunkt für alles Ich bin oft im Chaos versunken, weil ich manche Dinge auf Notizzetteln, andere im Handy oder in meinem Kalender notiert hatte. Entscheide dich besser für eine Art und Weise, mit der du alle deine Ideen, To-dos und Termine sammelst.
Input reduzieren Versuche, dich von äußeren Reizen abzuschotten. Deaktiviere Push-Nachrichten, stelle dein Handy auf lautlos, schalte Radio und TV ab. Zu viele Reize lenken dich permanent ab und versetzen dein System in Daueralarm.
Ordnung. Gib allen Dingen einen festen Platz. Ab jetzt hat mein Schlüssel immer einen festen Platz auf meiner Kommode. Diese Ordnung hilft mir, unnötige Stresssituationen zu vermeiden.
Entscheidungen Auch das Treffen von Entscheidungen ist ein echter Energieräuber. Um schnelle, klare Entscheidungen zu fällen, ist es hilfreich, strukturiert vorzugehen – selbst wenn es nur darum geht, das neue Waschmittel auszuwählen, wenn das bekannte ausverkauft ist. Folgendes Schema kann dir dabei helfen.

- Festlegen, was dir wichtig ist (zum Beispiel. Buntwäsche, Preislimit)
- Auswahl eingrenzen
- Entscheidung treffen – fertig. Versuche, nicht allzu viel Zeit dafür aufzuwenden.

Routinen Unser Gehirn liebt Gewohnheiten. Das können wir uns zunutze machen – ganz nach dem Vorbild von Facebook-Gründer Mark Zuckerberg. Er trägt meist ein graues T-Shirt, um kognitive Ressourcen zu sparen. Denn jede Entscheidung strengt uns an und kostet Energie – mit Long Covid gefühlt doppelt so viel. Tägliche Routinen nach einem festen Schema helfen dir, deine Energie für die wichtigen Aufgaben des Tages aufzusparen.

Auszeiten fürs Gehirn Gönne deinem Gehirn auch ganz bewusst Zeiten der Ruhe, ohne Reize von außen.

Lessons Learned

In diesem Schritt hast du dich aktiv mit deinen Stressräubern auseinandergesetzt und Strategien erarbeitet, um anstrengende und schwierige Situationen zukünftig besser zu meistern. Das ist schon für gesunde Menschen eine echte Herausforderung, aber mit Long Covid umso wichtiger. Ich hatte immer wieder das Gefühl, dass ich mit Stresssituationen nicht mehr so gut umgehen kann. Es war fast so, als wäre ich vor der Erkrankung von einer Schutzhülle umgeben worden, die nun nicht mehr da war. Mit Long Covid erlebe ich äußere Umweltreize wie zum Beispiel Straßenlärm, Hitze, Kälte viel intensiver. Und auch emotionale Belastungen wie zum Beispiel Konflikte mit Freunden oder der Familie nehmen mich irgendwie mehr mit. So sehr, dass sie meine Gedanken völlig durcheinanderwirbeln. Ich konnte mich kaum auf etwas anderes konzentrieren und wusste, dass ich daran etwas ändern musste.

Mein Aha-Erlebnis im Umgang mit den Stressoren meines Alltags war, dass ich viel mehr Einfluss darauf nehmen konnte als gedacht. Nach und nach habe ich viele Stressräuber aus meinem Leben verbannt. Das ist mir jedoch gerade am Anfang sehr schwergefallen, weil jede Gewohnheit und jede Beziehung vor Long Covid ja eine wichtige Bedeutung für mich hatte.

Es war also eher ein Prozess, in dem ich immer wieder erkannte, dass bestimmte Personen oder Angewohnheiten heute nicht mehr gut für mich sind. Mittlerweile entschuldige ich mich nicht mehr, wenn meine Symptome eine Planänderung erfordern. Ich habe gelernt, Unterstützung anzunehmen, und ich war überrascht, wie gut mich schon kleine Veränderungen entlasten können. An vielen Tagen gelingt mir der Umgang mit meinen Stressoren sehr gut – an anderen Tagen erinnere ich mich selbst wieder daran, dass es auch anders geht.

Schritt 6 + 2: Energie-Booster

Im letzten Schritt schauen wir auf das, was dir Energie gibt - auch mit Long Covid. Ich möchte mit dir den Blick darauf richten, was in deinem Alltag gut läuft. Dafür beschäftigst du dich mit deinen persönlichen Ressourcen und erarbeitest dir neue Möglichkeiten, um deine Energiereserven im Alltag aufzufüllen. Probiere aus, was zu dir passt, und starte damit deine Positiv-Spirale.

»Yes I can (change my view).«

Power-Fragen

ÜBUNG 26

Nimm dir für die kommende Woche jeden Tag einen Moment Zeit, um über die folgenden Fragen nachzudenken:

- **Tag 1: Was hat mich heute zum Lächeln gebracht?**
- **Tag 2: Was war das Beste, was ich heute gemacht habe?**
- **Tag 3: Worauf bin ich in diesem Moment am meisten stolz?**
- **Tag 4: Was hat in meinem Leben die höchste Priorität?**
- **Tag 5: In welchen drei Situationen bin ich voll und ganz in meinem Element?**
- **Tag 6: Was ist die wertvollste Weisheit, die ich bislang im Leben gelernt habe?**
- **Tag 7: Was ist im Moment meine gesündeste Angewohnheit und welche positiven Effekte ziehe ich aus ihr?**

Aha-Momente

Diese Fragen sind wahre Energie-Booster, weil sie uns auf andere Gedanken bringen. Und sie bewirken, dass unsere Aufmerksamkeit auf das Positive gelenkt wird. Hast du bemerkt, dass sich bei der Übung etwas in dir verändert hat? Wenn ich mich mit solchen Fragen auseinandersetze, passiert bei mir Folgendes: Im ersten Moment bin ich blockiert, und meist habe ich das Gefühl, dass ich nichts Positives zu berichten hätte. Mir fällt es grundsätzlich leichter, das Glück bei anderen zu sehen.

Wenn es um meine eigenen Glücksmomente geht, bin ich oft zu bescheiden mit mir selbst. Falls mir doch spontan etwas Gutes einfällt, schiebe ich es meist auf den Zufall. Wenn ich mich aber dazu zwinge, genauer hinzuschauen, dann erlebe ich plötzlich diesen Aha-Moment: Ich erinnere mich! Es gibt doch etwas, was mich heute zum Lächeln gebracht hat … es war der Briefträger, der mir zugezwinkert hat … die lustige Nachricht meiner Freundin … und die freundliche Nachbarin, die mir die Tür aufgehalten hat. Ich erinnere mich an jeden einzelnen Moment. Es ist fast so, als würde ich die Situationen ein zweites Mal erleben. Dabei bemerke ich gar nicht, dass ich plötzlich mit einem breiten Lächeln dasitze – völlig in Gedanken versunken. Mein ganzer Körper fühlt sich warm an und für einen Moment habe ich alles um mich herum vergessen, sogar meine Schmerzen.

Die Macht der positiven Emotionen

Während negative Gefühle unsere Aufmerksamkeit eher einengen[59] und unseren Körper in Alarmbereitschaft versetzen,[60] können positive Emotionen genau das Gegenteil bewirken. Sie weiten unseren Fokus, verbessern unsere Stimmung – und noch viel mehr.[61] Sie erhöhen nicht nur unser momentanes Glücksempfinden, sondern nehmen Einfluss auf unsere Gedanken und unser Verhalten.[62] Emotionsforscher*innen sprechen hier von der sogenannten »Aufwärtsspirale positiver Emotionen«. Und davon profitiert auch unsere Gesundheit.[63]

Dem Positiven mehr Raum geben

Dabei geht es überhaupt nicht darum, die Welt durch die rosarote Brille zu sehen, im Gegenteil! Wenn es uns nicht gut geht, dann sollten wir uns die Situation nicht schönreden. Das hätte sogar negative Folgen für unsere mentale und körperliche Gesundheit. Ich hatte jedoch immer wieder das Gefühl, den Blick für die kleinen, guten Dinge in meinem Alltag zu verlieren, denn ich war permanent damit beschäftigt, mit meinen Einschränkungen zurechtzukommen. Das Positive hatte dabei nur wenig Raum, und viele Aktivitäten, die mir früher Freude bereitet hatten, waren nun zu anstrengend für mich. Mit dem Rad zum See fahren, ein spannendes Buch lesen, neue Städte erkunden – all das war mit Long Covid nun nicht mehr möglich. Ich kann mir sehr gut vorstellen, dass es dir gerade genauso ergeht.

Starte deine positive Energiespirale

Die folgenden Übungen unterstützen dich dabei, deinen Blick für das Positive in deinem Leben mit Long Covid zu öffnen. Indem du dich immer wieder bewusst mit positiven Erlebnissen in deinem Alltag beschäftigst, wirst du auch die vielen kleinen, positiven Momente entdecken, die im Krankheitsalltag meist untergehen. Ich empfehle dir, immer wieder Pausen einzulegen und die einzelnen Übungen in dir wirken zu lassen.

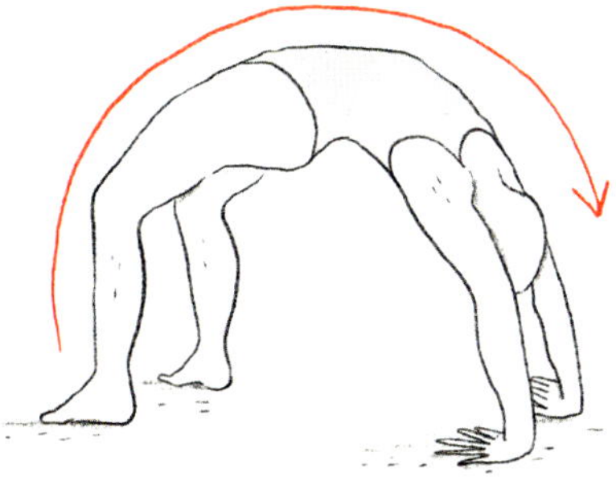

Schatzsuche

ÜBUNG 27

- **Wähle nachfolgend ein Gefühl aus, das dich am meisten anspricht:**

  Stolz, Freude, Dankbarkeit, Gelassenheit, Interesse, Hoffnung, Selbstwirksamkeit, Spaß, Inspiration, Bewunderung, Liebe

- **Beantworte dazu nun folgende Fragen:**
  - **Wann habe ich dieses Gefühl das letzte Mal erlebt?**
  - **Was und wer hat dabei eine Rolle gespielt?**

....

....

....

- **Gehe nun auf Schatzsuche und suche nach Gegenständen oder Fotos, die dich an diese schöne Situation erinnern.**
- **Platziere diese Schätze an Orten, an denen du täglich öfter vorbeikommst, um dich immer wieder an dieses positive Gefühl zu erinnern.**

ÜBUNG 28

Die drei Steine

Diese kleine Alltagsübung ist sehr einfach, aber effektiv! Packe dir drei Steine, Murmeln, Centstücke oder Ähnliches in deine linke Hosentasche. Immer, wenn du etwas Schönes erlebst, wechselst du einen Stein von der linken in die rechte Hosentasche. Das können ganz kleine Glücksmomente im Alltag sein, zum Beispiel wenn du mit einem guten Gefühl aufwachst, wenn du ein nettes Gespräch führst oder dir ein Eichhörnchen über den Weg läuft ...

Mit dieser Reflexion trainierst du deinen Blick auf das Positive. Auf diese Weise gelingt es dir immer besser, auch die kleinen Dinge zu sehen.

ÜBUNG 29

Achtsamkeitsmeditation »Lächle dir zu«

Dauer: 7 Minuten –

Scanne ganz einfach den Code.

Mein Dankbarkeitstagebuch

ÜBUNG 30

Diese Übung funktioniert nach dem gleichen Prinzip wie in Übung 28 und ist eine spezielle Form des »Journaling«. Es geht darum, immer wieder innezuhalten und die Glücksmomente deines Alltags bewusst wahrzunehmen. Auf diese Weise kannst du dein Gehirn gezielt darauf trainieren, das Positive zu sehen.[64] Wenn wir Dankbarkeit spüren oder empfangen, werden Glückshormone freigesetzt, und wir fühlen uns gut.[65] Nicht nur die Stimmung verbessert sich: Eine wissenschaftliche Studie konnte zeigen, dass das tägliche bewusste Empfinden von Dankbarkeit vor dem Schlafengehen sogar dazu führt, dass wir besser schlafen und uns am nächsten Tag erholter fühlen.[66] An manchen Tagen ist es aber gar nicht so leicht, Dinge zu finden, für die man dankbar sein kann.
Folgende Fragen können dir dabei helfen, dich in Dankbarkeit zu üben:

- **Worüber habe ich mich heute gefreut?**
- **Wofür bin ich dankbar?**
- **Was hat mich heute positiv überrascht?**
- **Was hat mir heute Kraft gegeben?**
- **Welche Dinge nehme ich als selbstverständlich wahr, für die ich dankbar sein kann?**

Diese Tipps unterstützen dich dabei, deine Dankbarkeitsroutine zu etablieren:

- Besorge dir ein kleines Buch, in das du deine Gedanken schreiben kannst, und bewahre es an einem festen Ort auf - am besten gut sichtbar, damit du immer daran erinnert wirst.
- Lege einen regelmäßigen Zeitpunkt fest, an dem du in dein Dankbarkeitstagebuch schreibst. Am besten eignet sich die Zeit abends vor dem Schlafengehen dafür. Du kannst dich auch durch deinen Handyalarm täglich zur gleichen Zeit daran erinnern lassen.
- Notiere jeweils circa drei Punkte, für die du dankbar bist. Setze dich dabei aber nicht unter Druck. Wie bei der Übung mit den drei Steinen geht es darum, die kleinen Dinge des Alltags zu sehen und schätzen zu lernen.

Glaub an dich!

Zum Abschluss deines Selbstcoachingprogramms möchte ich dir Mut machen, an dich zu glauben. Long Covid hat dein Leben verändert und dich vor ungeahnte Herausforderungen gestellt. Das war ein harter Weg voller Schmerzen, Angst und Unsicherheiten. Du kannst stolz auf dich sein, dass du die Kraft und den Mut gefunden hast, zu kämpfen und nach Wegen aus der Krankheit zu suchen. Ich danke dir dafür, dass ich dich dabei ein Stück begleiten durfte.

Mir persönlich hat dieses Selbstcoaching geholfen, mein neues Leben mit Long Covid zu akzeptieren und so zu gestalten, dass ich auch Freude und Glück darin finde. Mein Körper erinnert mich jeden Tag daran, die acht Schritte des Programms einzuhalten. Wenn mir das gelingt, werde ich unmittelbar belohnt: Dann habe ich mehr Energie und spüre meine Symptome weniger. Ich weiß mittlerweile, dass es immer wieder auch Rückschläge geben wird und Tage, an denen es mir nicht gut geht. Schlechte Tage meistere ich nur durch konsequentes Priorisieren und Ausruhen.

Mit diesem Buch möchte ich dir Möglichkeiten aufzeigen, wie du deine Gesundheit selbst in die Hand nimmst. Ich wünsche dir, dass du die kleinen Erfolge und Fortschritte in deiner Genesung sehen und wertschätzen kannst. Hab Vertrauen in deinen Körper und folge deinem Bauchgefühl. Ich bin fest davon überzeugt, dass es dir auf diese Weise gelingen wird, mit Long Covid den Weg zurück ins Leben zu finden. Wenn du magst, lass uns gerne in Kontakt bleiben – du findest mich bei Instagram unter @neurocov.

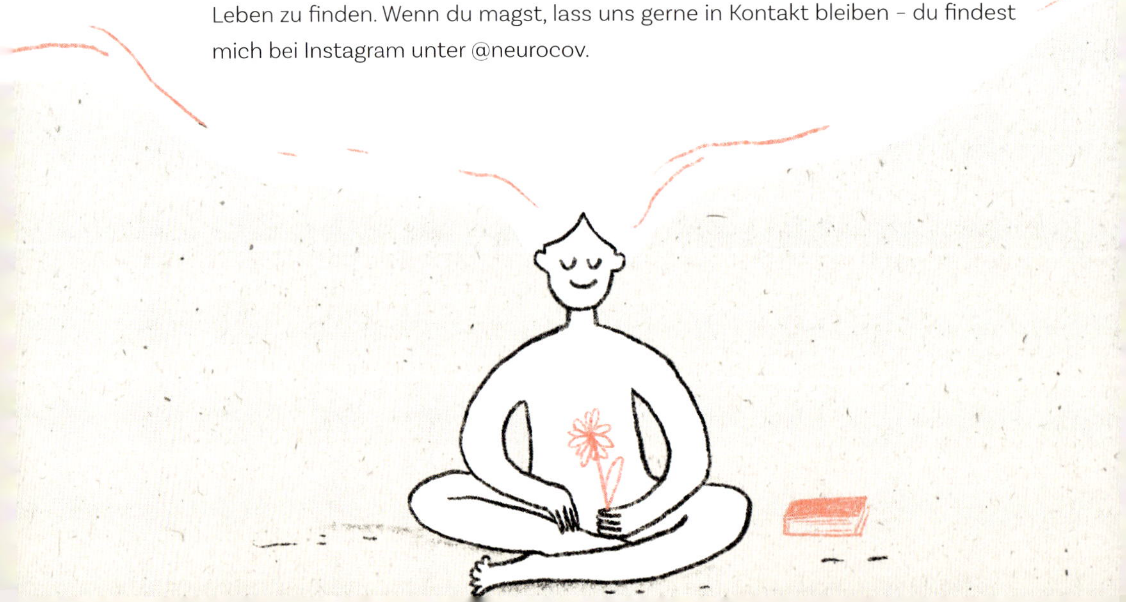

Körperliche Gesundheit

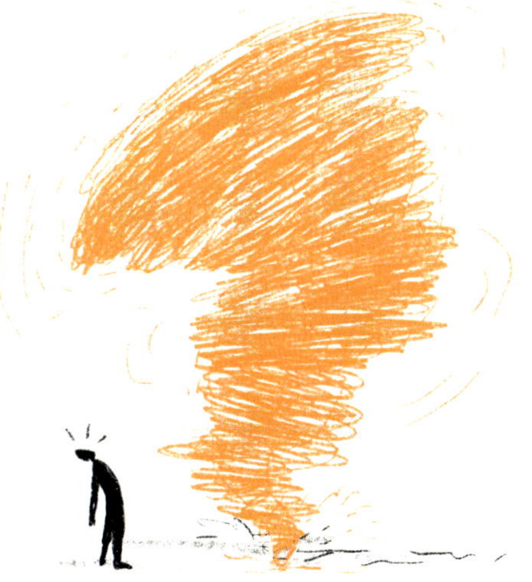

Raus aus dem Entzündungsorkan

Interessanterweise gibt es zwischen Long Covid und der myalgischen Encephalomyelitis/chronischem Fatigue-Syndrom (ME/CFS) auffällig viele Überschneidungen.[67] Auch tritt ME/CFS häufig nach viralen Infektionen auf. Internationale Studien konnten unabhängig voneinander bei Long-Covid-Patient*innen zeigen, dass sie die Diagnosekriterien für ME/CFS erfüllen konnten. Somit orientiert sich unser ganzheitlicher Therapieansatz an aktualisierten Empfehlungen für ME/CFS für den europäischen Raum.[68]

Antientzündliche Ernährung - das Immunsystem regulieren

Bei Long Covid spielen chronische Entzündungen eine wesentliche Rolle. Darum ist es wichtig, sich möglichst so zu ernähren, dass solche inflammatorischen Prozesse nicht »befeuert« werden. Zusätzlich gibt es Hinweise, dass sich eine antientzündliche Ernährungsweise günstig auf die Fatigue auswirkt.[69] In diesem Kapitel erklären wir, was, wie oft und wie viel du unbesogt essen kannst - und zwar mit Genuss und wenig Aufwand.

Antientzündlich essen: Superstars Gemüse und zuckerarmes Obst

Lila, Rot, Gelb, Orange, Grün - was verleiht unseren Gemüse- und Obstsorten eigentlich diese prächtigen Farben? Es sind die sogenannten sekundären Pflanzenstoffe, die neben der Regulation des Pflanzenwachstums Fressfeinde von der Pflanze abhalten sollen. In der menschlichen Nahrung kommen 5000 bis 10 000 dieser chemischen Verbindungen vor. Bisher wissen wir nur einen Bruchteil darüber, welche positiven Auswirkungen sie für unseren Körper und unser Immunsystem haben.

Eine New Yorker Forschungsgruppe untersuchte, ob es eine Ernährungsweise gibt, bei der die Infizierten seltener schwer an Covid-19 erkrankten.[70] Tatsäch-

lich schien sich eine pflanzenbasierte oder eine zusätzlich durch Fisch erweiterte Ernährung günstig auszuwirken. Für Long Covid gibt es bisher kaum Daten, jedoch überzeugt der hohe Mikronährstoffgehalt von Gemüse und Obst. Sie liefern wertvolle antioxidativ wirkende Substanzen wie Vitamin C sowie Mikronährstoffe, die sich positiv auf die Energiegewinnung in unseren Zellen auswirken (siehe Kapitel »Mikronährstoffe - Defizite erkennen und beseitigen« ab Seite 150). Darüber hinaus liefern Gemüse und Obst notwendige Ballaststoffe, die Leckerbissen für unsere Darmbewohner sind (siehe Abschnitt »Gesunder Darm - die Mastzellen besänftigen« ab Seite 138).
Pestizide finden sich leider auch in Bioware, weswegen Obst und Gemüse immer gründlich gewaschen werden sollte. Besonders belastete Sorten können jährlich auf der Liste von der Environmental Working Group (EWG) unter dem Suchbegriff »Dirty Dozen« eingesehen werden.

Tipp 1: Achtung Pasta-Fans! Nudeln aus Gemüse schmecken mit einer leckeren Sauce richtig gut und werden mit einem Spiralschneider schnell in den Topf gezaubert. Neben den unter den Namen »Zoodles« bekannten Zucchinis eignen sich hierfür auch Möhren, Kohlrabi, Gurke, Rettich oder Rote Bete.
Tipp 2: Roh oder gekocht? Die Antwort lautet klar: beides! Wer Rohkost isst, nimmt viele Vitamine und sekundäre Pflanzenstoffe zu sich. Dennoch kann unser Körper bestimmte Nährstoffe wie zum Beispiel Eiweiß (aus Hülsenfrüchten), Betacarotin (aus Karotten) und Lycopin (aus Tomaten) durch Kochen viel besser aufnehmen. Bei empfindlichen Personen kann eine große Portion Rohkost am Abend sogar den Schlaf stören. Hier empfiehlt sich dann, die Rohkost ab dem Nachmittag zu vermeiden.
Tipp 3: Regional und saisonal essen! Kürzere Transportwege ermöglichen, dass regionales Gemüse und Obst reif geerntet wird, wodurch es mehr Mikronährstoffe enthält und besser schmeckt.
Tipp 4: Mehr Abwechslung! Kräuter und Gewürze verleihen allen Gerichten ordentlich Geschmack. Die Stars vom Balkon und aus dem Küchenregal (möglichst in Bioqualität) punkten auch durch ihre gesundheitsförderlichen sekundären Pflanzenstoffe. So wirken Ingwer, Chili, Kurkuma oder Zimt antientzündlich.

Ohne Eiweiß geht es nicht

Damit unser Immunsystem schlagkräftig ist, braucht es 21 Aminosäuren, aus denen sich sämtliche notwendigen Eiweiße bilden lassen. Einen Teil dieser wichtigen Aminosäuren kann unser Körper nicht selbst herstellen, sodass sie regelmäßig mit unseren Lebensmitteln zugefügt werden müssen.

Langzeiterkrankte sollten daher für den Muskelerhalt und die zehrenden Entzündungsprozesse eine höhere Dosis an Eiweiß zuführen, als der Allgemeinbevölkerung empfohlen wird: Es sollten 1 bis 1,3 Gramm pro Kilogramm Körpergewicht täglich sein. Für eine Person mit 75 Kilogramm Körpergewicht sollten somit zwischen 80 und 100 Gramm Eiweiß über den Tag verteilt angeboten werden. Das ist gar nicht so einfach und würde bei vier bis fünf Mahlzeiten ungefähr 20 Gramm Eiweiß pro Mahlzeit ausmachen. Zum Vergleich: 100 Gramm Steak enthalten 25 Gramm Eiweiß, ein Ei 13 Gramm und 100 Gramm Hüttenkäse etwa 11 Gramm. Laut Empfehlungen des Forscher*innenteams des Freiburger Instituts für Evidenz in der Medizin sollten man jedoch nicht mehr als 500 Gramm rotes Fleisch pro Woche zu sich nehmen.[71] Bei den Eiern gibt es nach wie vor in der Wissenschaftswelt unterschiedliche Standpunkte. Um sicherzugehen, werden nicht mehr als zwei Eier (mit einem Gesamtgewicht von 60 Gramm) täglich empfohlen.[72]

Somit wird klar, dass wir die Menge an pflanzlichen Eiweißquellen bei guter Verträglichkeit steigern sollten. Klassische Vertreter sind Hülsenfrüchte, Pilze, grünes Blattgemüse, Brokkoli, Nüsse und Saaten (Kürbiskerne, Hanf).

Bei Long Covid spielt insbesondere die Qualität tierischer Eiweißquellen eine Rolle. So zeigt sich bei Fleisch und Milchprodukten grasgefütterter Rinder eine andere und deutlich günstigere Zusammensetzung als bei Produkten aus der Massentierhaltung. Bei nicht artgerechter Fütterung mit Getreide und Soja werden nämlich höhere Anteile an entzündungsfördernden Omega-6- Fettsäuren wie beispielsweise der Arachidonsäure nachgewiesen. Meist fehlen bei abgepackten Produkten die Informationen bezüglich der Fütterung. Somit ist es empfehlenswert, nach transparenten regionalen Anbietern zu suchen.[73] Seit dem Jahr 2017 gibt es in Deutschland das Label »Pro Weideland« mit definierten Anforderungen, wie lange die Milchkühe auf der Weide gehalten werden. Das Label »Demeter HeuMilch Bauern« exstiert seit 2018 und bezieht sich auf die Nahrung der Milchkühe, die möglichst viel Grünfutter bekommen sollen.

Tipp 5: Aus naturbelassenen eiweißreichen Fleischalternativen aus Soja, Lupine oder Seitan lassen sich leicht schmackhafte Gerichte wie Bolognese, Gulasch oder Burger herstellen. Im Gegensatz dazu sind die stark beworbenen veganen Ersatzprodukte für Wurst, Schnitzel, Käse und Co. industriell verarbeitet und enthalten neben Zusatzstoffen entzündungsfördernde Omega-6-Fettsäuren.

Tipp 6: Fehlt die Energie zum Kochen, können Proteinshakes auf der Basis von Whey-Protein (Bioqualität, am besten mit dem Zusatz »Grasgefütterte Weidekühe«) oder Gemischen aus Erbsen-, Reis-, Hanf- oder Sojaprotein als kleine Zwischenmahlzeiten dienen. Aufgrund des Aminosäureprofils ist es übrigens typisch, dass vegane Proteinshakes mehrere pflanzliche Eiweißquellen kombinieren.

Hochwertige Fette

Bezüglich der Auswirkungen von Transfetten auf unseren Körper hat die Wissenschaft eine klare Meinung.[74] Solche Fette sind gesundheitsgefährdend! Aufgrund der entzündungsfördernden Eigenschaften sollten Long-Covid-Patient*innen diese industriell künstlich gehärteten Pflanzenfette vermeiden. Wir finden sie in Keksen, Donuts, Croissants, Pizza, Pommes oder Kartoffelchips. Je nach Hersteller enthalten 100 Gramm Chips bis zu 7 Gramm Transfette. Die offizielle Empfehlung der Deutschen Gesellschaft für Ernährung ist jedoch, nicht mehr als 2,6 Gramm Transfette täglich zu sich zu nehmen.

Neben Fabriken für Fertigprodukte kann aber auch deine eigene Küche zum Tatort werden. So warnt die europäische Behörde für Lebensmittelsicherheit davor, beim Braten Pflanzenöle zu hoch zu erhitzen. Das gilt besonders für native Öle, da hierdurch Transfette entstehen können, die von unserem Körper als fremd eingestuft werden und somit Entzündungen anfeuern. So dürfen die hochwertigen Omega-3-Öle wie Leinöl oder Walnussöl nur für die kalte Küche verwendet werden. Natives Raps- und Olivenöl können bei Schmorgerichten zum Einsatz kommen, während sie für scharfes Anbraten nicht verwendet werden sollten. Hierfür eignen sich Fette mit einem hohen Anteil an gesättigten Fettsäuren. Dazu zählen Ghee, Butterschmalz oder Kokosöl oder raffiniertes Rapsöl.

Auch beim Fett selbst müssen wir genau hinschauen. Die Art der vorkommenden Fettsäuren führt nämlich zu deutlichen Qualitätsunterschieden. Als entzündungshemmend gelten die mehrfach ungesättigten Omega-3-Fettsäuren. Diese stecken in bestimmten Seefischen, Algen, Walnüssen, Avocado und Leinsamen. Aufgrund der zunehmenden Verschmutzung der Meere sind besonders die großen Raubfische mit Umweltschadstoffen, Schwermetallen und Mikroplastikteilchen belastet. Empfohlen werden deshalb Lachs aus Wildfang oder kleine Fische wie Heringe, Makrelen, Sardinen oder Sardellen. Auch heimische Süßwasserfische wie Forellen können mit einem guten Omega-3-Fettsäuregehalt überzeugen. Hierbei kommt es erneut auf die artgerechte Fütterung an. Fische bieten eine wertvolle Eiweißquelle und sind gute Jodlieferanten. Wer experimentierfreudiger ist, kann sich an die Zubereitung von Algen wagen. Alternativ dazu kannst du Algen in Form von Gemüsesushi verspeisen. Auch Walnüsse, Avocados und Leinsamen sind eine gute Quelle für Omega-3-Fettsäuren (Alpha-Linolensäure, ALA). Um die essenziell notwendigen Fettsäuren Eicosapentaensäure und Docosahexaensäure (EPA/DHA) herstellen zu können, braucht es jedoch noch Umwandlungsschritte, die durch unterschiedliche Faktoren gestört werden können.

Tipp 7: Wenn es dir schwerfällt, auf Pommes oder Chips zu verzichten, kannst du eine Heißluftfritteuse benutzen. Der Transfettgehalt der so zubereiteten Produkte ist deutlich geringer als der aus einem (noch dazu alten) Fettbad. Übrigens sind gesündere Alternativen wie geröstete und exotisch gewürzte Kichererbsen, Nüsse oder Saaten ebenfalls schnell und einfach im Backofen zuzubereiten.
Tipp 8: Öle mit mehrfach ungesättigten Fettsäuren wie Nussöle und Leinöl solltest du immer lichtgeschützt und gekühlt (Kühlschrank) aufbewahren.
Tipp 9: Auf die Zutatenliste kommt es an. Stehen mehr als fünf Zutaten auf der Verpackung, handelt es sich um industriell verarbeitete und somit ungeeignete Fertigprodukte. Dazu können auch vegane Aufstriche gehören, die viele entzündungsfördernde Omega-6-Fettsäuren enthalten. Eine Alternative ist die fettreiche Avoado. Aus ihr lassen sich schnell herzhafte Aufstriche und sogar Süßspeisen wie Mousse au Chocolat zaubern.

Günstige Kohlenhydratquellen in geeigneter Menge

Wir wissen, dass Kekse, Kuchen, Desserts, Fertigessen und Wurst leere Kalorienbomben sind. Um möglichst viele Mikronährstoffe aufzunehmen, solltest du besser komplexe Kohlenhydrate essen. Hierzu gehören sämtliche Vollkornprodukte, Hülsenfrüchte (Linsen, Bohnen, Kichererbsen), Gemüse und Pseudogetreide (Quinoa, Amaranth, Buchweizen). Komplexe Kohlenhydrate wirken sich zudem günstig auf unseren Blutzuckerspiegel aus. Alle Kohlenhydrate müssen in einfache Zuckermoleküle abgebaut werden, bevor sie über den Darm ins Blut aufgenommen werden können. Die in den komplexen Kohlenhydraten enthaltenen Ballaststoffe verlangsamen die Aufnahmegeschwindigkeit. Dadurch flutet der Blutzucker kontinuierlich an und Blutzuckerspitzen bleiben aus.

Auch für von Long-Covid-Betroffene scheint dieses Prinzip aufgrund der bestehenden Entzündungslage wesentlich zu sein. Ziehen wir zum Vergleich Menschen mit einer Autoimmunerkrankung heran, fällt auf, dass diese, bedingt durch chronische Entzündungsprozesse, starke Blutzuckeranstiege haben. Der Körper möchte hohe Blutzuckerspiegel jedoch immer rasch normalisieren. Hierfür wird das in der Bauchspeicheldrüse produzierte Hormon Insulin benötigt. Es öffnet dem Zucker den Weg in die Zellen. Viel Zucker bedingt also viel Insulin, was zu einer Überladung der Zelle mit Zucker führt. Die energiegewinnenden Systeme arbeiten dann auf Hochtouren. Nebenbei fallen ungünstige Abbauprodukte an, die wiederum die niederschwelligen Entzündungen anfeuern. Die steilen Insulinspitzen lassen den Blutzuckerspiegel schlagartig abfallen, sodass unser Alarmsystem anspringt: Hormone wie Glukagon aus der Bauchspeicheldrüse, Cortisol und Adrenalin aus den Nebennieren kommen dann ins Spiel. Das Ergebnis: unser Gehirn fordert ungestüm neuen Zucker zur raschen Energiebereitstellung an.
Für den Urmenschen waren das wahre Lebensretter. Im Fall von Hunger wurde er vor der Unterzuckerung geschützt und war hoch motiviert, irgendetwas Essbares aufzutreiben. Befand er sich in einer Flucht- oder Kampfsituation, konnte er Höchstleistungen abrufen. Übersetzt in unsere moderne Welt mit weniger körperlichen Herausforderungen fördert dieser Regelkreis bei fehlender Erholung jedoch chronischen Stress. Dieser wirkt sich insgesamt negativ auf die Stimmung, Entzündungen und das Immunsystem aus.

Aber auch die Zubereitungsart von Lebensmitteln verändert deren Auswirkung auf unseren Blutzuckerspiegel. So können Kartoffelbrei oder aus raffiniertem

Mehl hergestellte Nudeln zu hohen Spiegeln führen. Allein durch das komplette Abkühlen der Kartoffeln nach dem Kochen fällt der Anstieg des Blutzuckerspiegels geringer aus. Dies wird der Bildung der sogenannten resistenten Stärke zugeschrieben. Sie ist für unsere Verdauungsenzyme nicht abbaubar und verlangsamt hierüber die Aufnahme des Zuckers in das Blut. Durch ein erneutes Erhitzen geht die resistente Stärke übrigens nicht verloren. Dieser blutzuckerstabilisierende Effekt kann durch die Zugabe von Zwiebeln, Öl und Essig (Kartoffelsalat) sogar noch verstärkt werden.

Während Zucker bei Sportlern als Treibstoff sinnvoll ist, könnte er bei Long Covid aufgrund der gestörten Mitochondrienfunktion den Stoffwechsel lahmlegen.[75] Mittlerweile besteht sogar der Verdacht, dass das Coronavirus über eine direkte Schädigung unserer Bauchspeicheldrüse Diabetes auslösen könnte. Hierzu werden jedoch weitere Studien erwartet.[76] Wir müssen die Menge an Kohlenhyd-

Woran erkenne ich Blutzuckerschwankungen?
Typischerweise treten zwei bis drei Stunden nach dem Essen folgende Symptome auf:
Gehirn: Heißhunger, Unruhegefühl, Gereiztheit, Aggressivität
Restlicher Körper: Zittern, Schweißausbruch, Herzklopfen

Und wie geht es weiter?
Schritte zu einer günstigeren Stoffwechsellage mit stabilen Blutzuckerwerten:
- Qualität der Kohlenhydrate (Vgl. Tipp 12: GL-Werte unter 10 sind optimal)
- Mengenverhältnis der Kohlenhydrate (40 Prozent der Tageskalorienzufuhr) der Gesamtmahlzeit (Fette und Proteine jeweils 30 Prozent)
- Menge der Gesamtmahlzeit (der Magen sollte nicht spannen)
- Häufigkeit der Mahlzeiten (bei Long-Covid-Betroffenen mindestens 3 Mahlzeiten plus eine vor dem Zubettgehen)
- Ballaststoffe (mindestens 30 Gramm pro Tag)
- Mahlzeiten an jeweilige Tagesaktivitäten anpassen

raten also an unser Aktivitätsniveau anpassen. Obwohl diese Kombination von Kohlenhydraten mit Eiweißen und Fetten den Blutzuckeranstieg verlangsamt, ist eines zu bedenken: Fällt eine Mahlzeit insgesamt riesig aus, wird unabhängig von der Zusammensetzung eine größere Menge Insulin ausgeschüttet. Daher werden vier bis sechs kleinere Mahlzeiten empfohlen, die über den Tag zu verteilen sind.

Tipp 10: Nach dem Verzehr von Hülsenfrüchten entwickeln empfindliche Menschen mitunter Blähungen. Dem kann jedoch vorgebeugt werden, indem der Darm zunächst an kleine Mengen gewöhnt wird. Das Einweichwasser vorgekochter Ware sollte abgegossen werden und der Inhalt gründlich unter fließendem Wasser abgespült werden. So können Substanzen, die Blähungen fördern, reduziert werden.
Tipp 11: Heißhunger nach Süßem bedeutet so viel wie ein leerer Akku. Snacks wie Trockenfrüchte, Obstsäfte, gesüßter Kaffee oder Limonaden berauschen uns jedoch nur kurzfristig und sind kein Weg aus dem Müdigkeitskarussell. Schon bald sinkt das Energieniveau nämlich wieder und wir verlangen erneut nach Süßem.
Tipp 12: Während Kohlenhydrate aus Beeren, Blattgemüse oder Kohlsorten nahezu unbedenklich sind, erhöhen manche Obstsorten, Kartoffeln oder Reis deutlich den Blutzuckerspiegel. Der sogenannte glykämische Index (GI) gibt hierüber Informationen. Je geringer der GI ist, desto langsamer gehen die Kohlenhydrate ins Blut. Für die Vergleichbarkeit von Lebensmitteln kommt es jedoch auch auf deren Kohlenhydratmenge an, was als glykämische Last (GL) ausgedrückt wird. GL-Werte unter 10 sind optimal, Werte über 20 ungünstig. Dazwischen liegen die

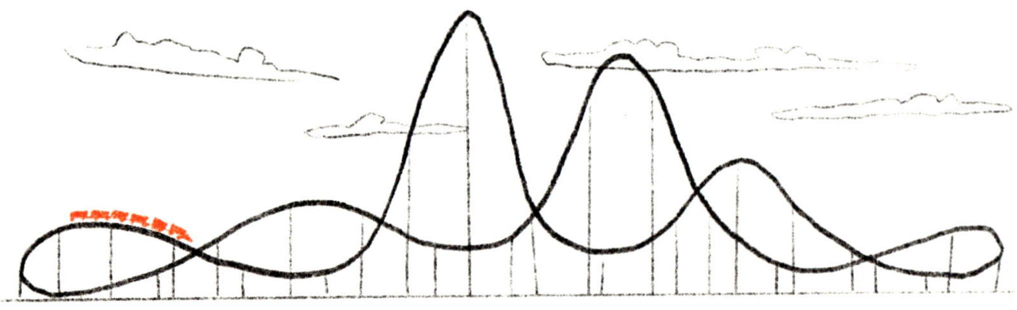

Lebensmittel, die wir nicht zu oft essen sollten. Wenn doch, dann sollten wir dies in der Kombination mit Fett und Proteinen tun. So verlangsamt sich das Verdauungstempo, und die Achterbahnfahrt unseres Blutzuckerspiegels bleibt aus.
Tipp 13: Plane ruhig regelmäßig den kleinen Genuss ein und nasche gleich nach dem Ende der Hauptmahlzeit.
Tipp 14: »Bitter ist das neue süß ...« Der regelmäßige Einsatz von Bitterstoffen bremst unser Verlangen nach Süßem. Produkte gibt es in Apotheken und Biomärkten. Achte darauf, dass das Produkt keinen Alkohol enthält.

Getränke

Wasser und ungesüßter Tee sind die Grundlage – alles andere sind Kompromisse bei Long Covid. Es hat sich gezeigt, dass der Konsum von Koffein die Produktion von Cortisol in den Nebennieren erhöht, wenn er zu Zeiten bereits hoher Cortisolwerte erfolgt. Da sich dies ungünstig auf einen stabilen Blutzuckerwert auswirkt, sollte der geliebte Kaffee besser auf Zeiten verschoben werden, in denen der Cortisolspiegel bei den meisten Menschen wieder abnimmt.[77] Dann profitieren wir mehr von der stimulierenden Wirkung des Koffeins. Diese Zeiten sind der Vormittag (9:30 bis 11:30 Uhr) und der Nachmittag (13:30 bis 17:00 Uhr). Studien empfehlen jedoch, spätestens sechs Stunden vor der Nachtruhe auf Koffein zu verzichten.[78] Über den Tag verteilt sollten nicht mehr als 400 Milligramm Koffein aufgenommen werden. Das entspricht etwa vier bis fünf Tassen Kaffee.

Verbraucher*innen werden durch die vielen Bezeichnungen für Zucker schnell in die Irre geführt. So versteckt er sich hinter harmlos anmutenden Begriffen wie »Dicksaft«, »Sirup«, »Melasse«, der Endung »-ose« (Dextrose, Galaktose, Fruktose) oder Umschreibungen wie »natürliche Süße«. Auch Begriffe wie »kalorienreduziert« oder »0-Kalorien-Getränke« bei Diätlimonaden klingen zunächst verführerisch. Problematisch sind solche künstlich gesüßten Getränke allein schon aufgrund der zugeführten Säuerungsmittel. Zudem ist ein Zusammenhang zwischen regelmäßigem Konsum künstlich gesüßter Getränke und der Entwicklung von Übergewicht nachweisbar.[79] Es wird eine Störung im Zuckerstoffwechsel vermutet, die wiederum Entzündungen befeuern kann.[80] Inwieweit Zuckeralternativen wie Süßstoffe (Aspartam, Sucralose und weitere), Zuckeralkohole (Xylit,

Erythrit, Sorbit und weitere) oder Stevia direkt gesundheitsschädlich sind, ist nach wie vor nicht abschließend geklärt.

Auf der sicheren Seite sind Long-Covid-Patient*innen, wenn sie bei der von der WHO empfohlenen täglichen Maximalmenge von 25 Gramm freiem Zucker auch die Austauschstoffe mit einrechnen. Freier Zucker bedeutet »den Speisen und Getränken beigefügt«. Es muss aber auch Zucker, der natürlich in Honig, Sirup, Fruchtsaftkonzentraten und Fruchtsäften vorkommt, dazugezählt werden. Es gilt also generell, die Aufnahme von Süßem schrittweise zu reduzieren.

Tipp 15: Wem reines Wasser oder ungesüßter Tee zu langweilig ist, kann sein Getränk mit Frucht- oder Gemüsestücken, Kräutern oder Gewürzen aromatisieren.

Tipp 16: Alkohol gilt als »Zellgift« und sollte deshalb unbedingt vermieden werden. Zudem enthält er eine nicht zu vernachlässigende Menge an Zucker und stört unsere Fettverbrennung.

Wie oft sollten von Long Covid Betroffene essen?

Regelmäßige Mahlzeiten und moderate Portionen sind ratsam. Auch wenn das Fasten immer in irgendeiner Facette populär ist, sollten Long-Covid-Patient*innen unbedingt darauf verzichten. Es ist wichtig, darauf zu achten, den Körper durchgängig gut mit Energieträgern zu versorgen. Lange Nüchternphasen stressen den Körper. Die Mitochondrien - Zellbestandteile, die für die Bereitstellung von Energie verantwortlich sind - sind in ihrer Funktion beeinträchtigt, und es kann zu einer Unterbrechung der Energiezufuhr kommen. Es entsteht das Gefühl, quasi auf Notstrom mit einer entsprechend geringeren Leistungsfähigkeit zu laufen. Wir werden reizbar, die Konzentrationsfähigkeit nimmt ab. Vier bis sechs Mahlzeiten, zu festen Zeiten über den Tag verteilt, solltest du zu dir nehmen. Erinnerungen im Smartphone helfen dir dabei, die Mahlzeiten nicht zu vergessen (zum Beispiel 7:00, 11:00, 15:00, 19:00, 22:00 Uhr).

Wer weniger Mahlzeiten einplanen möchte, sollte zumindest das Frühstück nicht streichen. Wie bereits beim Kaffee beschrieben, ist morgens der Cortisolspiegel am höchsten. Unsere Stressachse - über die unsere Anpassungsfähigkeit zwischen Nebennieren, Hirnanhangsdrüse und Hypothalamus geregelt wird - reagiert morgens besonders empfindlich auf Stressoren. Das ausgelassene Frühstück kann nach der langen Nüchternphase in der Nacht zu einer gestörten Kopplung mit den übergeordneten Zentren führen und im Weiteren eine Überlastung der Nebenniere bedingen. Endergebnis wäre eine zu geringe Zuckerbereitstellung für unseren Körper, wodurch wir uns energielos fühlen. Bezüglich der Zusammenstellung des Frühstücks gelten die oben aufgeführten Regeln: Eine der Aktivität angepasste komplexe Kohlenhydratquelle sollte mit ausreichend Fett und Proteinen kombiniert werden. Diese Anforderung wäre zum Beispiel mit dem klassischen Spiegelei mit Gemüse und einer kleinen Scheibe Vollkornbrot erfüllt. Wenn du es eher süß magst, kannst du beispielsweise Magerquark mit Beeren und Leinöl anreichern.

Bei Schlafproblemen oder Schweißausbrüchen in der Nacht könnte ebenfalls eine Unterzuckerung als Ursache vorliegen. Dann ist es einen Versuch wert, die nächsten sieben Tage einen kleinen Snack kurz vor dem Schlafengehen zu dir zu nehmen. Wird deine Schlafqualität verbessert, solltest du diesen Snack zur Gewohnheit machen. Geeignet ist beispielsweise eine dünne Scheibe Vollkornbrot mit einer guten Portion Butter.

Tipp 17: Auf Ausflügen gehört immer ein kleiner Snack in den Rucksack. Ein gekochtes Ei oder eine kleine Nusstüte mit einem Apfel sind ideale Begleiter. Verzichte auch hier auf Zuckerbomben. Optimalerweise werden komplexe Kohlenhydrate immer mit Eiweißen und/oder Fetten kombiniert.

Wie viel wovon – so klappt es überall

Die wichtigste Grundregel ist, natürliche, wenig verarbeitete Zutaten in der Küche zu verwenden. Dazu gehören in der Regel alle Lebensmittel, die man ernten (Gemüse, Obst, Hülsenfrüchte, Vollkorngetreide, Nüsse und Samen) oder jagen (Fleisch, Fisch, Eier, Milchprodukte) kann. Das Gegenteil davon sind künstlich hergestellte Lebensmittel. Diese enthalten leere Kalorien und Zusatzstoffe, die Entzündungen fördern. Daher ist bei solchen Produkten der Blick auf die Zutatenliste auf der Verpackungsrückseite unverzichtbar. Enthält das Produkt mehr als fünf Zutaten oder kaum verständliche chemische Bezeichnungen, ist es nicht geeignet.
Eine alltagstaugliche Hilfe wie die einzelnen Komponenten einer Mahlzeit nun

Je nach Größe, Gewicht, Alter, Geschlecht und Aktivität unterscheidet sich die täglich benötigte Gesamtkalorienzahl. Dadurch können die orientierenden Grammzahlen ebenfalls variieren. Im Internet gibt es z.B. auf Webseiten von Krankenkassen Rechner, die den Tageskalorienbedarf anzeigen.

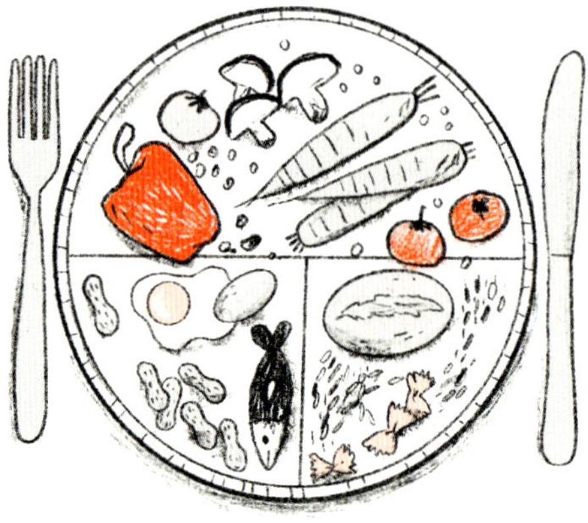

zusammenzustellen sind bietet der an der Harvard University entwickelte »gesunde Teller«. Es gibt fünf Grundregeln:

- Die Hälfte des Tellerinhalts besteht aus »Grünzeug« (ein Drittel Obst, zwei Drittel Gemüse).
- Ein Viertel besteht aus Eiweiß.
- Ein Viertel besteht aus komplexen Kohlenhydraten.
- Zum Kochen und Anrichten von Salaten sollen gesunde Öle wie Oliven- oder Rapsöl verwendet werden.
- Über den Tag verteilt ausreichend ungesüßte Getränke zu sich nehmen.

Für diejenigen, die es lieber genau nehmen, hier Mengenangaben, die sich auf Empfehlungen des Forscher*innenteams des Freiburger Instituts für Evidenz in der Medizin beziehen.[81]

- 50 Prozent Gemüse (350 Gramm/Tag) und zuckerarmes Obst (150 Gramm/Tag)
- 25 Prozent Eiweiß (Hülsenfrüchte 150 Gramm/Tag, rotes Fleisch bis 500 Gramm/Woche, Seefisch 50 Gramm zweimal die Woche, Nüsse 20 Gramm/Tag, Eier maximal 60 Gramm/Tag, Milchprodukte bis 750 Gramm/Tag)
- 25 Prozent ballaststoffreiche (mindestens 30 Gramm/Tag), vollwertige Kohlenhydrate (100 Gramm/Tag)

Tipp 18: Auch wenn Smoothies Zuckerbomben sein können und schneller aufgenommen werden als gegessene Lebensmittel, können sie eine gute Zwischenmahlzeit darstellen. An der Stelle entscheidet die Frage, was du anstelle des Smoothies essen würdest und ob du überhaupt die Energie hast, dir eine vollwertige Mahlzeit zuzubereiten.

Antientzündlicher Smoothie

- 2 Handvoll Gemüse (Spinat, Feldsalat, Brokkoli, Gurke, Karotte, Rote Bete ...)
- 1 Handvoll (Tiefkühl-)Beeren (Himbeeren oder Blaubeeren)
- Spritzer Säure (Zitrone, Limette, Orange ...)
- Kräuter für das Immunsystem (Petersilie, Minze ...)
- Gewürze für das Immunsystem (Ingwer, Kurkumin ...)
- 2 EL Omega-3-Öl (Walnussöl, Leinöl, natives Rapskernöl)
- 1 EL Proteinpulver
- Wasser/Eiswürfel je nach Belieben

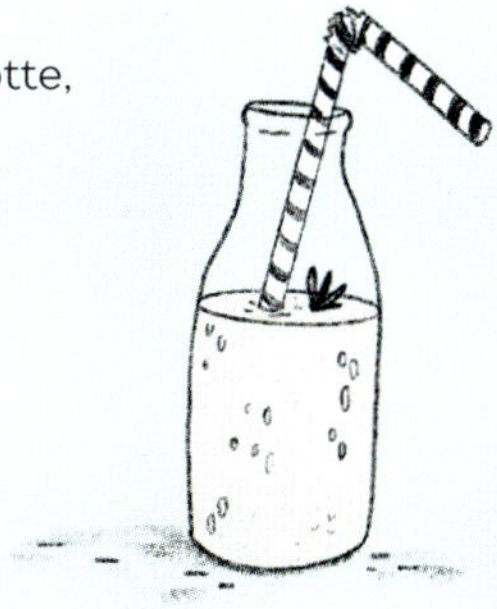

Anfangen und durchhalten - was dabei hilft, sich bewusst für Veränderungen zu entscheiden

Eine Ernährungsumstellung gleicht einem Langstreckenlauf: Kraft und Energie müssen gut eingeteilt werden, um am Ende auch ans Ziel zu kommen. Und: Jeder Marathon beginnt mit einem ersten Schritt.

Du hast bei jeder Mahlzeit die Wahl

ÜBUNG 31

Zu jedem Zeitpunkt während einer Ernährungsumgestaltung entscheidest du, wie viel Veränderungen du zulassen möchtest. Schreib dir auf einen Notizblock, welches deine ersten drei Schritte sein sollen. Formuliere sie möglichst genau aus und setze dir dabei realistischen Ziele:

- **»Ich esse weniger Kohlenhydrate. Meine Weizennudeln habe ich den Nachbarn geschenkt. Linsen- und Kichererbsennudeln liegen für mein nächstes Pastarezept bereit.«**
- **»Ich nehme mehr Proteine zu mir. Statt meines gewohnten Riegels gönne ich mir eine Handvoll Mandeln oder Walnüsse.«**

- **»Um mehr gesunde Fette zu mir zu nehmen, mache ich mir jedes Wochenende zerdrückte Avocado mit Senf und Pfeffer anstelle von Wurst zum Frühstück.«**

Du solltest dir nicht zu viele Verbote auferlegen, sondern zunächst günstige Nahrungsmittel hinzufügen:

- **»Ich ergänze jedes Mittagsgericht mit einem Teller Salat.«**

Häufig folgt nach der ersten Begeisterung für eine Ernährungsumstellung die Ernüchterung: »Das passt nicht in meinen Alltag, es fehlen mir Belohnungen, die vielen Entscheidungen ermüden mich.« Das ist gerade bei Long Covid das zentrale Thema: Ich bin bereits erschöpft – und nun soll ich auch noch eine Veränderung meiner Ernährungsgewohnheiten umsetzen!

Die Lösung liegt in der Strategie der kleinen Schritte: In der Planungsphase ist es hilfreich, sich zunächst diejenigen Ziele zu setzen, die einfach zu erreichen sind. Es ist wichtig, seine Mitmenschen zu informieren. Ein klar ausgesprochenes Vorhaben wirkt auf unser Unbewusstes viel konkreter. Bekommen wir von unserem Umfeld konkrete Hilfsangebote, sollten wir diese unbedingt annehmen.
Je öfter wir es schaffen, neue Ernährungsziele zu erreichen, desto eher werden sich die ersten positiven Veränderungen bemerkbar machen. Diese Erfolge dürfen sehr gerne bewusst gefeiert werden. Das kann ein Post-it am Kühlschrank oder ein Smiley im Kalender sein. So wird man immer wieder daran erinnert, dass es sich gelohnt hat, etwas Neues zu versuchen. Dieses Gefühl sollte möglichst auch dann abgerufen werden, wenn auf einen Energietiefpunkt zugesteuert wird. Rückschläge gehören dazu. Wichtig ist es, sich dann wieder zu motivieren und sich bewusst für eine antientzündliche Ernährung zu entscheiden. Treten immer wieder gleiche Fehler auf, sollten diese notiert und bezüglich innerer Blockaden und Grundsätze hinterfragt werden. Mögliche Lösungen sollten auch schriftlich im Sinne eines Vertrages mit sich selbst aufgeschrieben werden. Die wieder zurückkehrende Energie lässt nach und nach weitere Schritte nach vorn zu.

Tipp 19: Das Gesundheitstagebuch kann dabei hilfreich sein, Zusammenhänge zwischen dem aktuellen Zustand und den Ernährungsmustern zu entdecken.

Tipp 20: Ein professionelles Ernährungscoaching kann dabei helfen, einmal definierte Ziele schneller und sicherer zu erreichen. Aber Vorsicht: Die Bezeichnung »Ernährungscoach« ist kein geschützter Begriff.
Tipp 21: Frag dich, warum dir Veränderungen so schwerfallen. Mögliche Lösungsansätze findest du auf den Seiten 134 bis 137.

Auswärts essen gehen?

Natürlich lassen sich selbst gekochte Mahlzeiten besser planen und antientzündlich gestalten. In Restaurants und Kantinen kannst du deine Mahlzeiten günstiger gestalten, indem du deine Bestellungen überdenkst

- Sushi (Nigiri, Gemüse-Nori-Rollen) statt asiatischer Nudelpfanne,
- Steak statt Burger oder Schnitzel (und einen kleinen Salat statt der Pommes),
- Sommerrollen statt ausgebackener Frühlingsrollen,
- Lachs aus dem Ofen mit Gemüse statt Pasta mit Speck-Sahne-Sauce,
- einen großen Salatteller statt des Schweinebratens,
- Kartoffelsalat statt Ofenkartoffeln.

Nahrungsmittelunverträglichkeiten in Betracht ziehen

Bei Personen mit Autoimmunerkrankungen können sich bestimmte Lebensmittel nachteilig auswirken. Ähneln diese körpereigenen Strukturen, kann sich unser Immunsystem auch gegen uns richten. Diese Prozesse können – wie bei rheumatologischen Erkrankungen – den gesamten Körper betreffen oder sich hauptsächlich auf ein Organsystem beziehen, wie beispielsweise bei der Hashimoto-Thyreoiditis[82] auf die Schilddrüse.
Mehrfach wurden solche autoimmunogenen Prozesse ebenfalls bei Long Covid vermutet.[83] Da man aktuell noch keine Marker gefunden hat, die solche Prozesse anzeigen, ist nach wie vor das Gesundheitstagebuch der Schlüssel zu einer personalisierten Ernährungsform. Von Long Covid Betroffene sollten bei andauernden Beschwerden die Verträglichkeit folgender Bestandteile von Lebensmittelgruppen unter die Lupe nehmen: Gluten (Getreideprodukte), Kasein (Milchprodukte), Lektine (Nachtschattengewächse, Hülsenfrüchte) und Zusatzstoffe wie sie in hochverarbeiteten Industrieprodukten vorkommen.[84] Näheres hierzu findest du im folgenden Kapitel »Gesunder Darm«.

Problem	**Ursachen**	
Ich esse häufig Take-away/Fast Food.	■ Ich bin zu müde, um einkaufen zu gehen. ■ Ich weiß nicht, was ich kochen könnte. ■ Ich denke erst an Mahlzeiten, wenn ich bereits Heißhunger habe. ■ Es ist mir zu viel Aufwand, mein Essen selbst zu kochen. ■ Meiner Familie/meinem*r Partner*in schmeckt das Essen nicht.	
Ich esse/trinke nur unregelmäßig und zu wenig.	■ Ich habe keinen Appetit. ■ Nach dem Essen fühle ich mich noch abgeschlagener als vorher. ■ Ich habe Bauchschmerzen nach dem Essen.	
Ich gehe regelmäßig auswärts essen, wo es keine für mich geeigneten Alternativen gibt.	■ Ich liebe Pizza, Currywurst und süße Teilchen vom Bäcker. ■ Ich möchte meine Freunde nicht verlieren. ■ Wenn ich erst im Restaurant sitze, kann ich den angebotenen Speisen nicht widerstehen.	

	Lösungen
	▪ Ich bitte meine Familie, Freunde, Nachbarn, Arbeitskolleg*innen et cetera um Unterstützung beim Einkauf. Ich bestelle mir eine Biokiste und lasse Lebensmittel zu mir nach Hause liefern. ▪ Ich bestelle mir viermal die Woche eine Kochbox, in der bereits Zutaten und Rezepte enthalten sind. ▪ Ich habe gesunde Notfallsnacks (wie Nüsse oder hart gekochte Eier), die mich schnell mit Energie versorgen. Dann kann ich mir eine nährstoffreiche Mahlzeit zuzubereiten. ▪ Ich koche gleich mehrere Portionen und friere den Rest ein. ▪ Ich erkläre, warum nährstoffreiche Mahlzeiten wichtig für meine Gesundheit sind.
	▪ Ich plane regelmäßige Mahlzeiten und benutze eine App, die mich daran erinnert, zu essen beziehungsweise zu trinken. ▪ Ich plane lieber sechs kleine Mahlzeiten als drei große ein, damit mir der Appetit nicht bereits beim Anblick vergeht. Ich benutze große Teller, Tassen und Schüsseln, bei denen die Portion kleiner aussieht. Ich versuche, Energieräuber wie Süßigkeiten und schnell abbaubare Kohlenhydrate durch Gemüse und Proteine zu ersetzen. ▪ Ich versuche, die im Kapitel »Gesunder Darm – die Mastzellen besänftigen« genannten Maßnahmen umzusetzen.
	▪ Ich entscheide mich bewusst x-mal in der Woche für meine Lieblingsessen – gleichzeitig plane ich am selben Tag eine gesunde Mahlzeit ein. ▪ Ich erkläre meinen Freund*innen, dass gesundes Essen bei meiner Erkrankung wichtig ist, und schlage ein Treffen zu Hause vor – denn gemeinsames Kochen erleben die meisten Menschen als ein schönes Erlebnis. ▪ Statt Burger mit Pommes bestelle ich mir den Burger ohne das Brötchen und einen Salat. Die Salatsauce bitte ich wegzulassen und lasse mir Öl, Essig, Salz und Pfeffer reichen (oder ich nehme mir eine kleine Portion fertig gemixter Salatsauce mit).

Problem	Ursachen	
Ich trinke regelmäßig Limonaden, Alkohol oder mehr als drei Tassen Kaffee täglich.	▪ Mir schmeckt Wasser nicht, ich brauche einen Geschmack dazu. ▪ Alkohol entspannt mich und ich möchte mich in geselliger Runde nicht ausklinken. ▪ Ohne meinen Kaffee komme ich morgens nicht aus dem Bett.	
Bioprodukte sind teuer.	▪ Ich kann nicht so viel Geld für mein Essen ausgeben. ▪ Bio bedeutet nicht, dass es automatisch besser für meine Gesundheit ist.	

Lösungen

- Ich stelle zunächst auf ungesüßte Fruchtschorlen um und verdünne die Konzentration zunehmend.
  Ich probiere gekühlten Früchtetee oder Wasser mit Obstscheiben.
- Ich versuche, zunächst die Menge Alkohol über die Woche zu reduzieren und nur in Gesellschaft zu trinken. Sollte mir dies nicht möglich sein, suche ich mir professionelle Hilfe.
- Ich reduziere die Anzahl der Kaffeetassen alle zwei Tage bis auf eine Tasse. Dann reduziere ich noch vorsichtiger, um einen möglichen Entzugskopfschmerz zu vermeiden.
  Achtung: Schwarzer und grüner Tee enthalten Tein und sind somit auch anregend. Versuch es mit unterschiedlichen Kräuterteemischungen (bitte nicht Brennnesseltee, der viel Histamin enthält) oder mit Wasser, dem du Ingwerscheiben und Zitrone zufügst.

- Bioprodukte sind teurer als konventionelle Produkte. Zunächst entscheide ich mich dafür, regionale und saisonale Produkte zu kaufen. Die mit hohem Pestizidgehalt belasteten »Dirty Dozen« von der Liste der EWG ersetze ich durch Bioprodukte. Ich meide zunehmend teure Fertigprodukte und reduziere tierische Produkte in der Menge. Auf diese Weise kann ich mir die geringeren Mengen in Bioqualität leisten, ohne mehr Geld auszugeben.
- Ich schaue mir den Unterschied der einzelnen Biosiegel im Internet an (EU-Bio, Bioland, Naturland, Demeter). Bereits selbst zu kochen bedeutet mehr Nährstoffe und deutlich weniger Zusatzstoffe. Das wirkt sich positiv auf mein Wohlbefinden aus. Bio bedeutet zudem weniger Schadstoffe (Rückstände von Pestiziden, Antibiotika und resistenten Keimen). Gleichzeitig besteht aufgrund der Fütterung (Biosiegel vergleichen!) ein günstigeres Nährstoffmuster (Mikronährstoffe, sekundäre Pflanzenstoffe, Fettsäureverteilung).
  Achtung, Mogelpackung: Mit Polyphosphaten und Salz behandeltes Fleisch bindet viel Wasser. Laut Dr. Markus Zell (Eurofins) können über das höhere Gewicht dann höhere Preise erzielt werden, ohne dass die Verbraucher*innen es merken. Erst in der Pfanne fällt der Austritt von viel Flüssigkeit beim Anbraten auf.

Gesunder Darm - die Mastzellen besänftigen

Unser Magen-Darm-Trakt hat weit mehr Aufgaben als die Verdauung von Nahrungsmitteln. In ihm leben Billionen von Bakterien, Viren, Pilzen und Parasiten, die zusammen als Darmmikrobiota oder umgangssprachlich Mikrobiom bezeichnet werden. Dabei kommen die Darmbakterien in ihrer Gesamtheit auf ein Gewicht von ungefähr zwei Kilogramm. Welche Arten in welcher Vielfalt und Menge vorkommen, ist von Person zu Person sehr unterschiedlich und erheblich durch unseren Lebensstil beeinflusst. Im Gegensatz zu Urvölkern haben wir mit rund 200 Arten eine nur halb so große Vielfalt in unserem Verdauungssystem. Es werden nützliche Mikrobiota, die mit uns in Harmonie leben, von störenden Rowdies unterschieden. Die nützlichen Mikrobiotika helfen uns bei der Verdauung, entfernen Giftstoffe aus dem Körper (Nitrosamine, polyzyklische Wasserstoffe und andere), schützen uns vor Krankheitserregern, wirken sich positiv auf unser Wohlbefinden aus und versorgen unsere Darmschleimhaut mit wichtigen Substanzen wie beispielsweise den kurzkettigen Fettsäuren.[85]

Zu den wichtigsten Aufgaben des Verdauungstrakts zählt jedoch insbesondere die Modulation unseres Immunsystems, das bei der Entstehung von Long Covid maßgeblich mitbeteiligt ist. Auch wenn die einzelnen Prozesse wissenschaftlich noch weiter untersucht werden müssen, scheint dem Darm eine zentrale Rolle zuzukommen. Mit ihrer enormen Größe von über 200 m^2 stellt die Darmschleimhaut die größte Kontaktfläche zur Außenwelt dar. Zum Vergleich: Unsere Haut bildet eine vergleichsweise kleine Barriere mit nur rund zwei Quadratmetern.

Virusbestandteile verbleiben nach Covid-19 häufig im Darm

Neben dem Befall von Lunge, Herz und Gehirn kann es im Rahmen der akuten Infektion durch Covid-19 auch zu Übelkeit und Durchfällen kommen. Es ist bekannt, dass bei Genesenen noch Bestandteile des Virus nachgewiesen werden können. So könnte bei einer Coronainfektion neben einer Fehlbesiedlung mit Mikroorganismen[86] die Barrierefunktion unserer Darmschleimhaut geschädigt werden und das Virus sowie Nahrungsbestandteile in tiefere Darmschichten eindringen.[87] Damit stünden Tür und Tor für ungeladene Gäste offen. In der Medizin wird dieses Phänomen als Permeabilitätsstörung des Darms bezeichnet, das häufig vereinfacht »Leaky Gut« (löchriger Darm) genannt wird.[88]

Solche körperfremden Substanzen alarmieren ziellos unsere Immunzellen, was zu einer Ausschüttung von entzündungsfördernden Botenstoffen führt. Diese ursprünglich über den Darm ausgelöste Entzündung kann sich prinzipiell im weiteren Verlauf auf den gesamten Körper auswirken. Über komplizierte Mechanismen kann der Körper sich dann sogar gegen zelleigene Strukturen richten, was unter dem Begriff Autoimmunität zusammengefasst wird. So gelang es beispielsweise mehrfach Forschergruppen, unterschiedliche Antikörper in erhöhter Konzentration bei von Long-Covid-Betroffenen nachzuweisen.[89]

Das Coronavirus beeinflusst die Flora unseres Verdauungstrakts

Seit Längerem beschäftigt sich die Wissenschaft mit der Verbindung zwischen unserem Mikrobiom und dem Immunsystem. So ist bekannt, dass es nach bakteriellen Magen-Darm-Infektionen ein bis zu 15-fach erhöhtes Risiko für die Ausbildung einer Dysbiose gibt, also einem Ungleichgewicht in der Besiedlung unserer Darmmitbewohner.[90] So stellte bereits zu Beginn der Pandemie die Arbeitsgruppe um Heenam Stanley Kim fest, dass bei stationär behandelten Covid-19-Patient*innen eine Dysbiose vorlag.[91] In einer aktuellen Studie wurde beobachtet, dass bei Long-Covid-Patient*innen bereits in der Mundhöhle vermehrt entzündliche Mikrobiota vorlagen.[92] Weiterhin konnte im Darm bei Long-Covid-Patient*innen gezeigt werden, dass der Verlust günstiger Bakterienstämme wie Faecalibacterium prausnitzii und Bifidobakterien noch wochenlang nach dem Krankenhausaufenthalt anhielten. Hingegen blieben unerwünschte Pilzarten (zum Beispiel Candida albicans, Candida auris, Aspergillus flavus) oder Bakterienspezies (zum Beispiel Enterococcus faecalis) den Genesenen erhalten. Inwieweit die beobachtete Dysbiose selbst Long Covid bedingen könnte beziehungsweise die Dysbiose mit Long Covid einhergeht, bleibt noch abschließend zu klären.[93]
Interessanterweise konnte gezeigt werden, dass sich die Symptome bei Erkältungserkrankungen durch die Gabe von Probiotika, also lebender Mikroorganismen in Pulver- oder Kapselform, mildern lassen.[94] Um die Passage durch die saure Umgebung des Magens zu überstehen, braucht es jedoch eine ausreichend hohe Keimzahl. Inwieweit Probiotika auch bei Long Covid über eine Besserung des Darmmikrobioms entzündliche Prozesse abmildern können, wird in weiterführenden Studien untersucht.[95]

Darüber hinaus spielen Präbiotika eine wichtige Rolle für unsere Darmgesundheit.[96] Man versteht hierunter Ballaststoffe, spezielle schwer verdauliche Nahrungsmittelbestandteile, die unsere Verdauungsenzyme nicht weiterverarbeiten können. So gelangen diese Stoffe in den Dickdarm, wo sie unsere Mikrobiota ernähren. Zu wichtigen natürlichen Quellen gehören Schwarzwurzel (18 Gramm Ballaststoffe/100 Gramm), Pastinaken (4,5 Gramm Ballaststoffe/100 Gramm), Grünkohl (4 Gramm Ballaststoffe/100 Gramm), Fenchel (3 Gramm Ballaststoffe/100 Gramm), Mandeln (15 Gramm Ballaststoffe/100 Gramm), Roggenvollkornbrot (8 Gramm Ballaststoffe/100 Gramm) oder Himbeeren (5 Gramm Ballaststoffe/100 Gramm). Kichererbsen enthalten sogar 21 Gramm Ballaststoffe pro 100 Gramm und Leinsamen 22 Gramm Ballaststoffe pro 100 Gramm. Wem es schwerfällt, auf die täglich empfohlene Menge von mindestens 30 Gramm zu gelangen, kann seine Mahlzeiten mit speziellen Präparaten wie Akazienfasern, Flohsamenschalen oder Inulin anreichern. Generell sollte bei der Zufuhr von Ballaststoffen auf eine ausreichende Flüssigkeitszufuhr geachtet werden.

Unverträglichkeitsreaktionen bei Long Covid

Wir verstehen Long Covid als systemische Erkrankung, da nahezu alle Organe betroffen sein können. Neben der Dysbiose können chronische Entzündungen sowie Störungen bei der zellulären Energiegewinnung zu einer Darmwandschädigung führen. Hierüber kann es zu einer Fehlregulation unseres Immunsystems kommen und Symptome entwickelt werden, die denen bei Nahrungsmittelunverträglichkeiten gleichen.

Erste Anhaltspunkte dafür sind Blähungen, Völlegefühl und Sodbrennen kurz nach den Mahlzeiten. Auch Krämpfe, Durchfall und Flatulenz (Pupse) können auftreten. Idealerweise beglückt unsere Toilettenschüssel täglich und ohne übermäßige Geruchsbelästigung eine mittelbraune Wurst. In ihr kommen weder unverdaute Nahrungsreste vor noch schwimmt sie oder klebt sie an der Schüssel fest. Wir benötigen also keine lange Sitzung, um zum Erfolg zu kommen, noch müssen wir ständig die Klopapierrollen ersetzen. Unsere Klobürste kommt bei einem gesunden Darm kaum zum Einsatz.

Aber auch Symptome außerhalb des Magen-Darm-Trakts können auf dem Boden solch einer Fehlregulation des Immunsystems entstehen. Dazu gehören

Beschwerden, die bei Long Covid und MCAS vorkommen	
Allgemein	Müdigkeit/Erschöpfung, Schlafstörungen, Hitzewallungen, Gereiztheit, Angst, Muskelschmerzen, Gewichtsverlust
Haut und Schleimhaut	Verstopfte oder laufende Nase, geschwollene und gerötete Augen, Juckreiz, Hautausschläge, Nesselsucht (Urtikaria), Ödeme
Magen-Darm-Trakt	Schluckstörungen, Übelkeit, Erbrechen, Bauchschmerzen, Blähungen, Durchfall
Herz-Kreislauf-System	Brustschmerzen, Herzrhythmusstörungen, Kollapsneigung, Bluthochdruck
Lunge	Husten, Luftnot
Gehirn	Kopfschmerzen, Schwindel, Konzentrationsstörungen, Vergesslichkeit, Gehirnnebel, Angstzustände

unspezifische Symptome, also Beschwerden, die auch bei anderen Krankheiten vorkommen können. So werden häufig Müdigkeit, Kopfschmerzen, Verdauungsbeschwerden, Hautausschläge, Überempfindlichkeit der Bronchien oder Unverträglichkeit gegenüber verschiedenen Medikamenten und Alkohol angegeben.[97] Forschergruppen aus Großbritannien und den USA kennen solche Beschwerden bereits bei Menschen mit einem sogenannten Mastzellaktivierungssyndrom (MCAS). Dieses in der Bevölkerung eher unbekannte Syndrom kommt nach Schätzungen der Expert*innen gar nicht so selten vor.[98] Je nach Quelle ist davon auszugehen, dass bis zu 17 Prozent der Bevölkerung in unterschiedlicher Ausprägung betroffen sind.[99] Hier liegt das Problem im Bereich des Immunsystems und weniger bei einer mangelnden Verdauungsleistung aufgrund von schlecht funktionierenden Enzymen. Ein bekanntes Beispiel für Enzymstörungen wäre beispielsweise die Laktoseunverträglichkeit.
Was passiert nun bei einem Mastzellaktivierungssyndrom? Die an der unspezifischen Immunabwehr beteiligten Mastzellen sind überaktiv und setzen verschiedene Botenstoffe frei. Zu diesen Mediatoren gehört unter anderem Histamin. Es

ist ein körpereigener Eiweißstoff, der Abwehrreaktionen einleiten und verstärken kann. Die zu den weißen Blutkörperchen gehörenden Mastzellen halten sich besonders in den Schleimhäuten, der Haut, den Atemwegen und dem Verdauungstrakt auf. Einmal aktiviert, feuern die Mastzellen einfach drauflos und versetzen unseren Körper in einen Alarmzustand. Die fehlende Beseitigung des Coronavirus beziehungsweise seiner Partikel aus unserem Verdauungstrakt wird als Verursacher dieser gesteigerten Immunantwort vermutet.[100] Interessanterweise zeigten Betroffene von Long Covid nicht nur ähnliche Beschwerden, sondern sie sprachen auch auf Medikamente an, die beim MCAS empfohlen werden. In der Tabelle auf Seite 141 sind typische Organbeteiligungen mit deren Symptomen beim Mastzellaktivierungssyndrom aufgezeigt, die denen bei Long Covid ähneln.[101]

Reicht bei Long-Covid-Patienten eine histaminarme Diät aus?

Auch bei Long Covid scheinen die Beschwerden bedingt zu sein durch die hohe Menge an freigesetzten Botenstoffen aus überaktiven Mastzellen. Der bekannteste Vertreter ist das Histamin. Ab einer gewissen Menge an Histamin reichen unsere histaminabbauenden Enzyme oder deren benötigten Cofaktoren nicht mehr aus und Symptome werden bemerkt. Da häufig der Darm in seiner Verdauung gestört ist, können Co-Faktoren wie Vitamin B_6 oder Zink nicht mehr in ausreichender Menge aufgenommen werden und das Problem verstärkt sich. Auch wenn eine histaminreduzierte Diät zu Beginn sinnvoll ist, wird sie alleine kaum ausreichen, um eine Symptomkontrolle zu erreichen.[102] Zusätzlich müssen die Mastzellen besänftigt werden und die durch das Coronavirus entstandenen Veränderungen von Darmflora und Darmwand günstig beeinflusst werden.

Wie kann ich Histamin in meiner Ernährung reduzieren?

Leider sind Histamin und andere Amine in fast allen Lebensmitteln bis auf Wasser, raffinierten Ölen und Zuckern sowie Salz enthalten. Richtige Histaminbomben sind Tomaten und Spinat. Manche Lebensmittel bewirken hingegen eine Histaminfreisetzung (Zitrusfrüchte, Erdbeeren, Meeresfrüchte) und/oder behindern den Histaminabbau durch die Enzyme (alkoholische Getränke, manche Teesorten). Hilfreiche Apps oder Lebensmittellisten zur Bestimmung des Histamingehaltes in Lebensmitteln kann man im Internet finden.

Mindestens genauso wichtig wie der Gehalt an Histamin sind die Art der Zubereitung von Speisen (fermentierte Lebensmittel wie Sauerkraut, Kefir, Alkohol, Salami, Räucherfisch durch Gärung oder Reifung) und eine ausreichende tägliche Flüssigkeitszufuhr. Während frische Lebensmittel häufig noch verträglich sind, kann dasselbe Essen am Folgetag nach dem Wiederaufwärmen heftige Beschwerden verursachen. So sollte Tiefkühlware keinesfalls bei Zimmertemperatur aufgetaut werden, da so die Histaminmenge drastisch ansteigt.[103]

Auch die Dauer der Reifung entscheidet über die Verträglichkeit von Lebensmittelgruppen. Während junge Käsesorten wie Butterkäse häufig gut toleriert werden können, kann ein reifer Camembert unverträglich sein.

Unter Umständen können Beschwerden auch nach dem Verzehr von histaminarmen Obstspeisen oder Milchprodukten auftreten. Es ist nämlich nicht ungewöhnlich, dass im Verlauf weitere Unverträglichkeiten dazukommen. Bei zusätzlicher Unverträglichkeit gegenüber Milchzucker kann auf laktosearme Produkte ausgewichen werden. Die Verträglichkeit von Fruchtzucker lässt sich steigern, indem der Mahlzeit Fett oder Eiweiß zugefügt werden. So können Blaubeeren mit Quark (40 Prozent Fett) und einem Esslöffel Leinöl gut vertragen werden, während sie pur vom Strauch gezupft in einer entsprechenden Menge Probleme verursacht haben.

Zusätzlich sollten unbedingt auch äußere Faktoren miteinbezogen werden, die unsere Mastzellen reizen könnten. Bereits ein anstrengender Tag kann ausreichen, dass sonst sichere Lebensmittel wieder Beschwerden auslösen. Einige typische äußere Auslöser sind neben Stress (siehe die Abschnitte »Schritt 6 + 1 – Stress meistern« und »Atmen – mehr als Luft holen«, ab den Seiten 102 und 174) und Schlafmangel (siehe Abschnitt »Schlaf – Regeneration über Nacht«, ab Seite 167) auch hormonelle Störungen. Für eine bessere Einschätzung hilft das Führen eines Gesundheitstagebuchs, wie wir es im Anhang vorstellen.

Für alle Betroffenen sollte das Ziel sein, die persönliche Toleranzschwelle für Histamin zu finden. Denn dauerhaft sollte es wieder möglich sein, sich abwechslungsreich zu ernähren. Werden stark einschränkende Diäten über lange Zeiträume durchgeführt, können Mikronährstoffdefizite auftreten oder verstärkt werden. Da solch eine Ernährungsumstellung am Anfang ziemlich schwierig sein kann, bezuschussen sowohl die gesetzlichen Krankenkassen als auch privaten Versicherungen häufig eine entsprechende professionelle Ernährungsberatung.

Hausapotheke für den empfindlichen Bauch	
Krampflösend und beruhigend[104]	Kümmel, Fenchel, Pfefferminz, Anis, Kamillenblüten; gern auch zusammen als Tee. .
Feuchtwarmer Bauchwickel[105]	Hierfür wird ein Geschirrhandtuch aus Leinen oder Baumwolle in nicht zu heißes Wasser getaucht, ausgewrungen und eventuell mit etwas Kümmelöl getränkt auf den Bauch gelegt. Darüber kommt ein Zwischentuch sowie ein Außentuch (alternativ: Schal) zum Befestigen. Zum Schluss wird eine Wärmflasche draufgepackt, und man ruht 30 bis 45 Minuten. Über die gesteigerte Durchblutung und Erweiterung der Gefäße werden Verdauungsprozesse gefördert.
Darmmassage	In einer entspannten Atmosphäre wird der Bauch im Uhrzeigersinn massiert. Diese kreisförmige Bewegung startet an der rechten Leiste und folgt über den rechten dann linken unteren Rippenbogen in Richtung linker Leiste dem Verlauf unseres Dickdarms im Bauch. Je nach Befinden können knetende oder ausstreichende Bewegungen gemacht werden. Hier wird eine regelmäßige Anwendung über 15 Minuten empfohlen. Über die Förderung von Darmbewegung und Entspannung der Muskulatur im Darm können Gase schneller in Form von Winden abgehen. Weitere positive Effekte lassen sind durch die Freisetzung von Glückshormonen wie Dopamin und Serotonin erklären, die uns beim Entspannen helfen.
Darmhypnose[106]	Diese Methode wird erfolgreich bei Reizdarmbeschwerden eingesetzt und sowohl in den nationalen als auch internationalen Leitlinien empfohlen. Sie setzt direkt an der Kommunikationsachse zwischen Darm und Hirn (Darm-Hirn-Achse) an und versucht, fehlerhafte Verknüpfungen sowie inadäquate Reaktionsmuster positiv zu beeinflussen. Neben der Hypnose durch Therapeuten zeigte auch die Audio-angeleitete Selbsthypnose in Studien in etwa gleich gute Ergebnisse. Für eine Einheit sind ungefähr 25 Minuten Zeit einzuplanen.

Hausapotheke für den empfindlichen Bauch	
Heilerde, Flohsamen[107]	Aufgrund der Vielzahl an Produkten mit Heilerde empfehlen wir, zur innerlichen Anwendung ein in der Apotheke angebotenes Arzneimittel zum Beispiel in Form von Kapseln zu benutzen. In einer Studie der Abteilung Naturheilkunde der Charité Berlin führte Luvos-Heilerde über sechs Wochen bei den Teilnehmenden zu einer deutlichen Besserung funktioneller Darmbeschwerden. Die Wirkung ist hierbei vielschichtig. Über Bindung und Ausscheidung von überschüssiger Magen- und Gallensäure, Bakterien, Pilzen und Cholesterin sowie einen hohen Anteil an quellfähigen Substanzen und Mineralien wirkt sich die Heilerde positiv auf unseren Verdauungstrakt aus. Wichtig ist hierbei, ausreichend zu trinken. Medikamente und Nahrungsergänzungsmittel sollten wegen der Bindungseigenschaften von Heilerde nicht mit ihr zusammen, sondern zeitversetzt eingenommen werden.
Saunieren und viel trinken	War es einmal zu viel Histamin, hilft es, viel zu trinken und, falls möglich, zu saunieren. Histamin ist nämlich wasserlöslich und wird über die Nieren beziehungsweise die Haut ausgeschieden.
Darüber hinaus hilft	Am besten wird aus frischen oder tiefgekühlten Zutaten selbst gekocht. So wird eine Vielzahl schlecht verträglicher Zusatzstoffe umgangen. Um die Versorgung mit wichtigen Nährstoffen zu sichern, sollten die dietätischen Maßnahmen auf Dauer nicht zu einseitig sein. Es werden drei, besser sechs regelmäßige und kleinere Portionen über den Tag empfohlen. Das Essen sollte dabei nicht zu heiß oder kalt und nur mild gewürzt sein. Wir sollten ordentlich kauen und uns ausreichend Zeit bei der Mahlzeit lassen, da das Sättigungsgefühl erst nach 20 Minuten eintritt. Sonst neigen wir dazu, uns zu überessen. Trinken sollten wir ausreichend, aber möglichst um die Mahlzeiten herum. So werden die Verdauungssäfte nicht zu sehr verdünnt. Schau dir unser Gesundheitstagebuch im Anhang an. Es kann dir dabei helfen, deine Ernährung individuell zu optimieren. Hierbei werden nämlich Zusammenhänge zwischen unseren Ernährungsgewohnheiten und Beschwerden ersichtlich.

Hyperaktive Mastzellen bei Long Covid besänftigen

Hauptziel bei MCAS ist also eine Verringerung der Botenstoffproduktion und -freisetzung aus den Mastzellen.[108] Das ist auch bei der Behandlung von Long Covid ein sinnvoller Ansatz, da auch hier die Mastzellen auf kleinste Stimuli reagieren und neben anderen Botenstoffen Histamin ausschütten. Es geht darum, den Körper wieder aus der Daueralarmbereitschaft herauszumanövrieren. Eine Stabilisierung von Mastzellen kann über natürliche Stoffe wie Vitamin C,[109] Vitamin D,[110] oder Flavonoiden wie dem Quercetin[111] und Luteolin[112] erfolgen. Hierbei ist es wichtig, auf eine ausreichend hohe Dosierung sowie eine gute Bioverfügbarkeit zu achten. So sollte bei empfindlichem Magen auf eine magenverträgliche Form von Vitamin C, das kontinuierlich abgegeben wird und am besten mit Bioflavonoiden kombiniert wird, geachtet werden.
Als medikamentöse Lösung wäre hier die Cromoglicinsäure[113] zu nennen. Diese wirkt lokal je nach Einnahmeart im Darm beziehungsweise Augen und Nase. Sie entfaltet ihre Wirkung jedoch erst nach einigen Tagen bis Wochen und ist für die Akutphase eher ungeeignet.

Ein weiteres wichtiges Wirkprinzip ist das Blockieren von bereits freigesetzten Mastzellmediatoren.[114] Sogenannte Antihistaminika verhindern, dass das bereits aus den Mastzellen freigesetzte Histamin an seinen Rezeptor binden kann. Nur über den Rezeptor kann es seine Wirkung entfalten. Bei den Histaminrezeptoren werden vier Typen unterschieden. Klassischerweise werden Typ-1-Rezeptorblocker (H1-Blocker) bei allergischen Reaktionen verwendet, während die Typ-2-Rezeptorblocker (H2-Blocker) ursprünglich zur Reduzierung der Bildung von Magensäure entwickelt wurden. Eine typische Nebenwirkung der H1-Blocker ist die Müdigkeit. Diese Medikamente gelangen nämlich über die Blut-Hirn-Schranke in unser Gehirn und können so die gesteigerte Wachheit in Müdigkeit verwandeln. Üblicherweise werden daher H1-Blocker der zweiten (zum Beispiel Cetirizin, Loratadin) oder dritten Generation (zum Beispiel Fexofenadin, Desloratadin) angewendet. Diese überwinden die Blut-Hirn-Schranke nicht oder nicht mehr so einfach und machen daher auch weniger müde. Teilweise sind die Präparate rezeptfrei zu erhalten. Unter anderem können als Nebenwirkungen Kopfschmerzen, Müdigkeit, Haarausfall, Appetitsteigerung oder Unfruchtbarkeit auftreten. Je nach Präparat sollte der H1-Blocker 30 bis 60 Minuten einmalig oder mehrmals vor dem Essen eingenommen werden. Die Kombination von H1-Blockern mit sogenannten H2-Blockern (zum Beispiel Famotidin), die den H2-Rezeptor vor Histamin abschirmen, kann beschwerdeorientiert ebenfalls erfolgen.[115] Daten über Präparate für H3-/H4-Blocker liegen für diesen Zweck noch nicht vor. Sollten Medikamente nicht vertragen werden, liegt es häufig an den enthaltenen Zusatzstoffen (Bindemittel, Füllstoffe oder Farbstoffe). In solchen Fällen können Präparate von anderen Herstellern mit anderer Zusammensetzung versucht werden. Die Medikamente sind nur teilweise rezeptfrei und es ist sinnvoll, sich mit dem behandelnden Arzt abzustimmen.

Nachdem wir nun Mastzellen beruhigt haben und die Rezeptoren vor dem Histamin abgeschirmt haben, ist es sinnvoll, histaminabbauende Enzyme wie die Diaminoxidase (DAO) und Histamin-N-Methyl-Transferase (HNMT) zu unterstützen. Die hierzu benötigten Co-Faktoren können eingenommen werden. Zu solchen Co-Faktoren gehören Zink, Kupfer, Mangan und Vitamine der B-Reihe.[116] In Ausnahmefällen wie einem Restaurantbesuch kann die Diaminoxidase auch in Form von Tabletten 30 bis 60 Minuten vor der Mahlzeit eingenommen werden (Daosin® oder Daopure®). Jedoch kann die Wirkung dieser Enzyme durch Säure und hemmende Nahrungsmittel abgeschwächt werden und wirkt nicht gegenüber Histaminliberatoren. Solche Stoffe aktivieren nämlich die Ausschüttung von Histamin aus den Mastzellen im Körperinneren.

Mögliche Strategien bei Long Covid*	
Histaminquellen reduzieren	1. Ernährung: Auf die persönliche Toleranzschwelle achten, ohne sich zu einseitig zu ernähren (Lebensmittellisten aus dem Internet) 2. Medikamente können als Histaminfreisetzer wirken (Medikamentenlisten aus dem Internet, zum Beispiel Aspirin, Ibuprofen, Narkotika) 3. Stress abbauen, Schlafmangel meiden 4. Auf unspezifische Reize achten (Kälte, Wind, Duftstoffe und andere) 5. Eventuell histaminabbauende Enzyme vor dem Essen geben
Mastzellstabilisatoren	Vitamin C (500–1000 Milligramm über den Tag verteilt), Vitamin D (je nach Spiegel 2000–8000 IE/Tag zum Essen), Zink (10-50 Milligramm/Tag nüchtern), Quercetin (500–1500 Milligramm/Tag zum Essen), Luteolin (50 Milligramm/Tag zum Essen), Cromoglicinsäure (400–800 Milligramm/Tag vor dem Essen) alternativ oder ergänzend Ketotifen (1-2 Milligramm/Tag vor dem Essen)
Histaminblocker (H1- und H2-Blocker)	Sie verhindern, dass freigesetztes Histamin seine Wirkung entfalten kann. Möglichst H1-Blocker 1–2-mal pro Tag der Generation 2 (Cetirizin, Loratadin) oder solche der Generation 3 (Fexofenadin, Levocetirizin, Desloratatin), gegebenenfalls in Kombination mit dem H2-Blocker Famotidin (20–40 Milligramm zur Nacht)
Probiotika	Probiotika sind lebende Mikroorganismen zur Unterstützung der Darmflora und Modulation der Entzündung, verschiedene Stämme von Laktobazillen und Bifidobakterien in einer ausreichend hohen Anzahl (Milliardenbereich) und Zeit (mindestens sechs Monate) vor den Mahlzeiten.[117] **Geeignete Quellen:** Gemüse (Rote Bete, Fenchel, Karotten, Zucchini, Kohl, Süßkartoffeln, Blattsalate), Obst (alte Apfelsorten, Johannisbeeren, Heidelbeeren, Melone), Sprossen (Brokkoli, Radieschen, Linsen) **Ungeeignete Quellen:** Fermentierte Lebensmittel wie Sauerkraut, Sauermilchprodukte wie Kefir, Hülsenfrüchte

Mögliche Strategien bei Long Covid*	
Förderung von histamin-abbauenden Enzymen	Vitamin B_6 (Pyridoxalphosphat, 10–50 Milligramm/Tag), Zink (10–50 Milligramm/Tag nüchtern), Mangan (4 Milligramm), Kupfer (2 Milligramm/Tag), Meidung von Medikamenten, die die Aktivität der histaminabbauenden Enzyme hemmen (Medikamentenliste aus dem Internet, Alkohol)
Präbiotika	Sie sorgen für Wachstum und gute Funktionsfähigkeit unseres Darmmikrobioms. **Geeignete Quellen:** Gemüse (Chicorée, Löwenzahn, Radicchio, Artischocke) und Obst (alte Apfelsorten), Flohsamenschalen 2–4 Gramm/Tag mit viel Flüssigkeit, Akazienfasern 1–2 TL mit viel Flüssigkeit **Ungeeignete Quellen:** Hülsenfrüchte
Vitamin A	Zusammen mit Vitamin D sorgt Vitamin A für eine intakte Schleimhautbarriere und gute Schleimhautimmunität (1000–4000 IE/Tag Retinol zum Essen) **Geeignete Vitamin-A-Quellen:** tierische Nahrungsmittel (Fleisch, Eier und individuell Milchprodukte) **Geeignete Quellen der Vorstufe Betacarotin:** gelbrotes Gemüse und Obst (Karotten, Brokkoli) **Ungeeignete Quellen:** Innereien, Seefisch, Tomaten, Orangen, Grünkohl
Antientzündliche/immunsuppressive Medikamente	Je nach Symptombild in Rücksprache mit dem behandelnden Arzt

* An individuelles Empfinden anpassen: Die Mengenangaben beziehen sich nicht auf den täglichen Bedarf, sondern sind therapeutische Dosierungen. Sie können zu Wechselwirkungen untereinander, mit Lebensmitteln oder anderen Medikamenten führen und sind mit einem Arzt oder Therapeuten abzusprechen. Die Liste erhebt keinen Anspruch auf Vollständigkeit.

Mikronährstoffe - Defizite erkennen und beseitigen

Wissenschaftler wiesen eine Funktionsstörung der Gefäßinnenwände, Regulationsstörungen unseres Immunsystems und direkte Organschädigung als Spätfolge der Covid-Erkrankung nach. Dies gilt auch für den Darm, der Nährstoffe nur bei guter Funktion optimal aufnehmen kann. Ein weiterer Störfaktor unserer Darmfunktion ist Stress. Er stört unsere Darm-Hirn-Achse, also einen in beide Richtungen funktionierenden Kommunikationsweg zwischen Darm und Gehirn.[118] Über diese Verbindung können wir eine gute oder schlechte Stimmung mit unserem Bauch spüren.[119] In Tierversuchen konnte bei gestressten Tieren eine verminderte Vielfalt an Mikroorganismen sowie auffällig wenige Laktobazillen nachgewiesen werden. Fehlt es an dieser Säuerungsflora, können sich unliebsame Mikroorganismen leichter vermehren. Bei chronischem Stress kann letztlich sogar die Schleimhaut des Darms beschädigt werden, sodass lebenswichtige Nährstoffe nicht richtig in unseren Körper aufgenommen werden können .[120] Somit wird klar, dass wir die Gesundheit von Gehirn und Körper nicht voneinander getrennt betrachten können, sondern beide über Lebensstilmaßnahmen wie Achtsamkeitsübungen, Stressmanagement und eine antientzündliche Ernährung zusammen günstig beeinflussen können. Daher sollten nachgewiesene Defizite von Mikronährstoffen bei Long Covid beseitigt werden, da diese für sämtliche biochemischen Prozesse beim Menschen benötigt werden.

Aus den Erfahrungen, die in Rehakliniken gesammelt werden konnten, wissen wir, dass eine symptomatische Behandlung so früh wie möglich einsetzen sollte und zusammen mit den vorgestellten Maßnahmen parallel zum schulmedizinischen Behandlungskonzept sinnvoll ist.

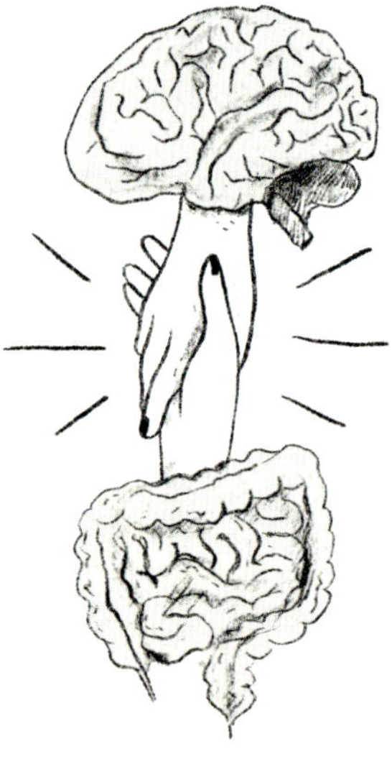

Was sind Mikronährstoffe?

Unser Essen liefert dem Körper wichtige Nährstoffe. Unterschieden wird hierbei zwischen den energieliefernden Makronährstoffen (Kohlenhydrate, Eiweiße und Fette) und den sogenannten Mikronährstoffen. Deren Aufgabe besteht darin, alle biochemischen Reaktionen in unserem Körper zu unterstützen. Hierzu gehören Vitamine und Vitaminoide (zum Beispiel die Vitamine A, B-Reihe, C, D, Coenzym Q10), Mineralstoffe und Spurenelemente (zum Beispiel Kalzium, Magnesium, Eisen, Selen, Zink) sowie sekundäre Pflanzenstoffe (zum Beispiel Polyphenole, Karotinoide, Phytoöstrogene). Im weiteren Sinne können auch essenzielle Amino- und Fettsäuren (zum Beispiel Omega-3 und Omega-6-Fettsäuren) dazu gezählt werden. Obwohl wir diese Vitalstoffe nur in geringen Mengen benötigen, beeinflusst ein Mangel das Gleichgewicht unserer Körperfunktionen erheblich.

Nahrungsergänzung

Vitamine, Mineralstoffe, Spurenelemente, Pflanzenextrakte und Co. stehen bei gesundheitsbewussten Menschen hoch im Kurs. Der Markt für Nahrungsergänzungsmittel wächst stetig. Im Gegensatz zu Arzneimitteln, die Krankheiten heilen sollen, dienen Nahrungsergänzungsmittel der Optimierung der Ernährung. Sie ersetzen aber keine ausgewogene und abwechslungsreiche Ernährung oder eine

Hinweis

Dieses Buch enthält medizinische Informationen, auch über Nahrungsergänzungsmittel und Medikamente. Diese Informationen ersetzen keinen medizinischen Rat und sollten in jedem Fall mit dem behandelnden Arzt/der behandelnden Ärztin besprochen werden.
Alle Angaben sind sorgfältig recherchiert, erheben aber keinen Anspruch auf Vollständigkeit. Im Zweifel suchen Sie bitte immer zusätzlich das Beratungsgespräch in einer Apotheke.
Die Informationen sind keinesfalls dazu gedacht, selbsttätig seine Medikation zu ändern, abzusetzen oder neue Substanzen hinzuzunehmen. Zudem können alle genannten Substanzen zu Wechselwirkungen untereinander, mit Lebensmitteln oder Medikamenten führen. Es könnte eventuell eine Anpassung der bisherigen Medikation notwendig sein.
Besonders die Ausführungen über ergänzende Behandlungsmöglichkeiten bei Long Covid sind als Ratgeber zu verstehen, der sich an Ärzte/Ärztinnen wendet und den Betroffene mit den behandelnden Ärzten/Ärztinnen besprechen können.

gesunde Lebensweise. Gesunde Menschen sind die primäre Zielgruppe und nutzen diese Mittel im Sinne einer Vorsorge. Prinzipiell besteht die Gefahr der Überdosierung bestimmter Vitamine oder Spurenelemente. So sind beispielsweise angereicherte Lebensmittel (zum Beispiel Getränke) in die Tagesbilanz miteinzubeziehen. Die einzelnen Substanzen können zwar bestenfalls laborchemisch nachgewiesene Defizite beheben, sind in zu hohen Dosen jedoch gesundheitsgefährdend.[121]

Nahrungsergänzungsmittel werden in Deutschland den Lebensmitteln zugeordnet und unterliegen keiner Zulassungsanforderung. Ihre Herstellung oder ihr Import muss lediglich beim Bundesamt für Verbraucherschutz und Lebensmittelsicherheit (BVL) angezeigt werden, bevor sie in den Verkehr gebracht werden. Anders sieht es bei den Arzneimitteln aus, zu denen Medikamente gehören. Durch eine gesicherte Studienlage muss für eine Zulassung die gesundheitliche Unbedenklichkeit nachgewiesen werden. Die Lebensmittelhersteller*innen dagegen sind selbst verantwortlich für ihre Nahrungsergänzungsmittel. Während Medikamente immer eine Gebrauchsinformation, also den Beipackzettel, enthalten, entfällt bei Nahrungsergänzungsmitteln die Pflicht, die Verbraucher über Gegenanzeigen, Nebenwirkungen und Wechselwirkungen (zum Beispiel mit Arzneimitteln) zu informieren. Seriöse Anbieter*innen stellen diese Hinweise freiwillig zur Verfügung.[122]
Wir finden solche frei verkäuflichen Produkte im Internet, in Reformhäusern, Drogeriemärkten, Supermärkten oder Apotheken. Gesetzlich festgelegte Höchstmengen für die Inhaltsstoffe gibt es nicht; offizielle Empfehlungen zu den Höchstmengen veröffentlicht das Bundesinstitut für Risikobewertung (BfR) in Deutschland. Produkte, die diese Empfehlungen einhalten und entsprechend den Herstelleranweisungen eingenommen werden, sind für Personen ab 15 Jahren sicher. Darüber hinaus können Mikronährstoffe auch als Arzneimittel angeboten werden.[123] Bei einem nachgewiesenen Mangel und medizinischer Indikation für diese zusätzliche Einnahme kann der/die behandelnde Arzt/Ärztin ein Rezept verordnen. Über die Kostenübernahme entscheidet die jeweilige Krankenkasse oder Versicherung.

Mikronährstoffe und empfohlene Tagesdosis

Wie viel von welchem Nährstoff braucht der menschliche Körper eigentlich? Diese Frage wird von der Deutsche Gesellschaft für Ernährung (DGE) ausführlich beantwortet. Es werden zu den einzelnen Mikronährstoffen Tagesdosen[124] empfohlen, die sich je nach inneren (zum Beispiel Kindheit, Schwangerschaft/Stillzeit, Alter) und äußeren Einflüssen (zum Beispiel körperliche Aktivität, Erkrankungen) unterscheiden.[125] Gerade Medikamente oder Nahrungsmittelunverträglichkeiten können zu Mangelzuständen führen.

Die Deutsche Gesellschaft für Ernährung (DGE) definiert hierbei, für wen die Referenzwerte für die Nährstoffzufuhr gelten: »Die Referenzwerte gelten für Gesunde. Sie beziehen sich nicht auf die Versorgung von Kranken und Rekonvaleszenten. Sie sind auch [...] nicht ausreichend, um bei Personen mit einem Nährstoffmangel entleerte Speicher wiederaufzufüllen. Sie gelten auch nicht für durch [...] eine regelmäßige Medikamenteneinnahme belastete Personen. Diese Personenkreise bedürfen der individuellen ernährungsmedizinischen Beratung und Betreuung.« Wie berechnen wir dann für jeden Einzelnen die erforderliche Dosis, wenn die Angabe der Referenzdosis eben nicht ausreicht?[126]

Labortest – ja oder nein?

Ich halte es nicht für zielführend, alle Mikronährstoffe direkt oder indirekt zu messen. Krankenkassen und Versicherungen übernehmen die Kosten hierfür meist nicht. Aufgrund der Diversität der Symptome bei Long Covid ist eine differenzierte und individuelle Betrachtung erforderlich. Aus dem Zusammenhang gerissen können zu viele Messungen Betroffene eher verunsichern.

Mein pragmatischer Ansatz ist daher, sich mit der Laboranalyse aufgrund des Risikoprofils einer Person auf aussagekräftige Leitwerte zu beschränken. Dieses Risikoprofil ergibt sich aus dem Anamnesegespräch und beinhaltet Punkte wie Beschwerden, Vorerkrankungen, Lebensstil, Alter und viele mehr.

Laborchemisch nachgewiesene Defizite ermöglichen dann, das Ausmaß des Mangels besser einzuordnen. In der Regel ergeben sich hieraus Empfehlungen für Präparate, die über der täglichen Referenzdosis liegen. Oben wurde bereits geschildert, dass Sicherheitsbereiche[127] eingehalten werden müssen, die unter den Empfehlungen des Bundesinstituts für Risikobewertung (BfR) nachzulesen sind.

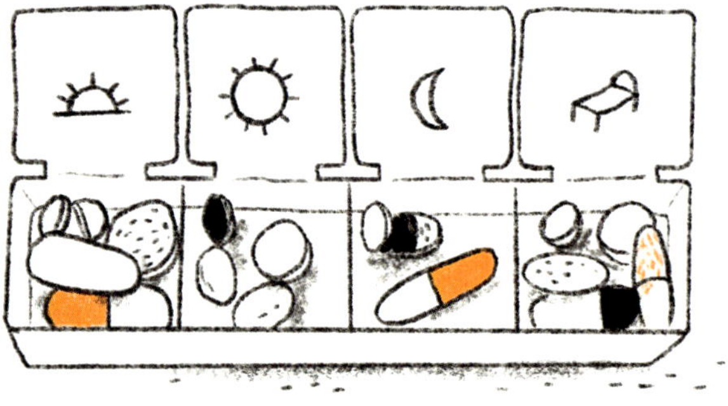

Unter Einnahme von Mikronährstoffen können Erfolge durch eine Verbesserung des subjektiven Wohlbefindens bemerkt werden. Zusätzlich sollten laborchemische Verlaufsmessungen erfolgen. Diese ermöglichen die kontrollierte Zufuhr der fehlenden Stoffe. Werden die Zielwerte erreicht, kann die Startdosis wieder reduziert werden. So werden Unter-, aber auch Überdosierungen von Nährstoffen vermieden.

- Erstelle eine Liste mit den geplanten Präparaten. Im Internet gibt es bereits fertige Vordrucke, die du verwenden kannst.
- Notiere dir, wann du begonnen hast, die einzelnen Präparate einzunehmen, um im weiteren Verlauf den eventuellen Nutzen besser einschätzen zu können.
- Halte fest, zu welcher Uhrzeit die Präparate einzunehmen sind und ob dies mit oder ohne eine Mahlzeit erfolgen sollte.
- Führe Notfallmedikamente separat auf (beispielsweise solche gegen Übelkeit oder Schmerzen).
- Lass dich durch dein Smartphone an die Einnahme erinnern.
- Ein Tablettenbehälter hilft dabei, den Überblick zu behalten. Fülle ihn immer für jeweils eine ganze Woche auf.
- Halte einen Ersatzbehälter für unterwegs bereit. Deponiere ihn am besten in der Tasche, die du unterwegs immer dabeihast.
- Farbige Etiketten oder Aufkleber auf den Packungen helfen dir dabei, die Tablettenbehälter korrekt zu befüllen (zum Beispiel Rot für alle Präparate zum Frühstück, Blau für die vor dem Schlafengehen et cetera)
- Überprüfe die Präparate immer vor der Einnahme, damit du nichts zum falschen Zeitpunkt einnimmst.

Routinen für die Einnahme etablieren

Arzneimittel und Nahrungsergänzungsmittel werden regelmäßig zu festen Tageszeiten eingenommen – manche Präparate zum Essen, andere in den Zeiten dazwischen. Kognitive Defizite oder Übelkeit können die Einnahme erschweren. Daher lohnt es sich, eine Routine für die eingenommenen Präparate zu erstellen.

Schritt für Schritt

Präparate sollten nur bei einem nachgewiesenen oder ableitbaren Mangel eingenommen werden.[128] Bei einem schrittweisen Vorgehen ist es leichter zu erkennen, welche Substanzen Besserung bringen, welche nicht und welche gar unverträglich sind.[129] Jeder Schritt braucht – in Abhängigkeit vom Wohlbefinden des Patienten – zwei bis vier Wochen. Diejenigen Präparate, die Verbesserungen bringen, werden beibehalten.[130] Bei fehlender Wirkung oder einer Symptomverschlechterung, die auf die Einnahme bestimmter Präparate zurückzuführen ist, sollten die entsprechenden Substanzen nicht weiter eingenommen werden. Bei von Long Covid Betroffenen mit Nahrungsmittelunverträglichkeiten ist es wichtig, auf die Zusammensetzung der Präparate zu achten. Füll-, Farb- oder Süßstoffe können Unverträglichkeiten hervorrufen. Dann ist der Wechsel auf ein anderes Präparat mit gleichem Wirkstoff möglich. Dokumentiere sorgfältig die Einnahme der Präparate oder deren Änderungen beispielsweise in einem Gesundheitstagebuch, wie wir es im Anhang vorstellen. Wenn nicht anders angegeben, können die Präparate zu einer Mahlzeit eingenommen werden. Es wird eine erneute Laborkontrolle zunächst nach drei Monaten empfohlen. Hier nun das vorgeschlagene Mehrstufenprogramm für Long-Covid-Betroffene.

Schritt 1: Immunsystem stabilisieren und Co-Faktoren zuführen

Vitamin D_3 (Cholecalciferol)

Vitamin D_3 ist als Sonnenvitamin bekannt und kann von Frühjahr bis Herbst vom Körper selbst gebildet werden. Unser Lebensstil hat sich jedoch sehr verändert, wir halten uns häufig in geschlossenen Räumen auf. Hierdurch kann es zu einem Mangel kommen. Eine Blutentnahme klärt die aktuelle Versorgung. Mehrere Studien konnten bereits zeigen, dass eine Vitamin-D-Gabe gegen akute Atemwegserkrankungen schützt.[131] Vitamin D greift in seiner aktiven Form als Hormon in

immunmodulierende Prozesse ein.[132] Erste Studienergebnisse weisen auf ein erhöhtes Risiko für einen schweren Covid-19-Verlauf bei Vitamin-D-Mangel hin[133] sowie auf die Möglichkeit einer schnelleren Virusbeseitigung unter einem ausgeglichenen Vitamin-D-Spiegel.[134] Gerade die Möglichkeit, Entzündungen zu kontrollieren, stellt für Long Covid einen interessanten Ansatz dar. Ebenso wie bei der Behandlung der postviralen Fatigue und dem chronischen Fatigue-Syndrom wird so versucht, positiv auf den Krankheitsverlauf einzuwirken.
Quellen: Leber, Milchprodukte, Eier, Hering, Lachs, Pilze
Dosierung: 2000–5000 IE/Tag zu einer fettreichen Mahlzeit, an das Sonnenverhalten anpassen[135]

Magnesium

Magnesium wirkt sich auf sehr viele biochemische Funktionen aus. Egal ob es um neurologische, vaskuläre, muskuläre Prozesse oder die Sauerstoffversorgung geht: Ohne eine gute Magnesiumversorgung wird unser Körper seine Reserven nicht ausschöpfen können.[136] Studienergebnisse legen nahe, dass ein Magnesiummangel bei Covid-19 die Schädigung von Gefäßinnenwänden und hierüber die Durchblutungssituation verschlechtern kann. Weiterhin konnte experimentell das gehäufte Auftreten erhöhter Entzündungsmarker bei Magnesiummangel beobachtet werden. Klinische Studien stehen hierzu noch aus.
Quellen: grünes Gemüse, Salat, Vollkorngetreide, Nüsse, Hülsenfrüchte, Magnesiumreiches Mineralwasser (circa 100 Milligramm/Liter und mehr)
Dosierung: 300–600 Milligramm/Tag (organische Form wählen), über den Tag verteilt

Selen

Selen ist ein wesentliches Spurenelement mit antioxidativer, entzündungshemmender, antiviraler und immunologischer Wirkung. Es wurde zu Beginn der Pandemie in der chinesischen Provinz Hubei ein deutlich vermehrtes Auftreten von Covid-19-Infektionen im Vergleich zu anderen Provinzen beobachtet. Interessanterweise gilt Hubei als ein Selenmangelgebiet. Niedrige Selenspiegel im Blut bei Covid-19-Patient*innen gingen auch mit einer schlechteren Prognose für den Krankheitsverlauf einher.[137] Weitere klinische Studien stehen noch aus.

Quellen: Fische, Meeresfrüchte, Fleisch, Eier, Vollkornprodukte, Kokosnuss, Paranuss (jedoch häufig strahlenbelastet)
Dosierung: 50–300 Mikrogramm/Tag nüchtern, zeitlich begrenzt

Zink

Zink unterstützt das Immunsystem und hat nachweislich auch eine direkte antivirale Wirkung.[138] So wird es bei Erkältungen in Form einer früh beginnenden und lokalen Hochdosistherapie (80 Milligramm/Tag über einige Tage in Form von Lutschtabletten) erfolgreich eingesetzt. Gerade bei älteren oder chronisch erkrankten Menschen sowie einer pflanzenbetonten Ernährungsweise wird ein Zinkmangel beobachtet. Obwohl Zink nicht nur in tierischen, sondern auch in vielen pflanzlichen Nahrungsmitteln vorkommt, gibt es einige aufnahmehemmende Substanzen. Dazu zählen vor allem Phytinsäure (zum Beispiel in Vollkorngetreide), Polyphenole (Kaffee, Tee, Kakao) und Medikamente (solche, die die Magensäureproduktion vermindern, oder Abführmittel). Eine Studie veranschaulichte, dass eine signifikante Anzahl von Covid-19-Patient*innen einen Zinkmangel bei Aufnahme in das Krankenhaus hatte.[139] Bei diesen Patient*innen traten im Krankheitsverlauf mehr Komplikationen auf, der Krankenhausaufenthalt war länger und mit einer höheren Sterblichkeit verbunden. Weitere klinische Studien werden erwartet.
Quellen: Austern, Innereien, Fleisch, Fisch, Milchprodukte, Eier, Vollkorngetreide, Hülsenfrüchte, Pilze, Nüsse
Dosierung: 15–30 Milligramm nüchtern zur Nacht, zeitlich begrenzt

Schritt 2: Den Kohlenhydratstoffwechsel optimieren

Energie wird in den Mitochondrien unserer Zellen gebildet. So wie ein Windkraftwerk Luftbewegung in Elektrizität umwandeln kann, so wandeln Mitochondrien Nahrungsenergie in Form von Kohlenhydraten und Fetten in Zellenergie um. Dabei stellt Adenosintriphosphat (ATP) den Treibstoff dar. Bei Long Covid kann der Kohlenhydratstoffwechsel jedoch beeinträchtigt werden, sodass nicht ausreichend Energie hergestellt werden kann. Zusätzlich kann es zu einer Übersäuerung kommen, was Betroffene in Form von Muskel- und Gelenkschmerzen spüren können. Neben einer bereits vorgestellten kohlenhydratreduzierten Ernährung unterstützen folgende Substanzen unseren Stoffwechsel.[140]

B-Vitamine

Die einzelnen Vitamine der B-Reihe unterscheiden sich stark in ihren Eigenschaften. Sie stellen keine einheitliche Klasse dar; die Nummerierung ist historisch bedingt. Ihre größte Gemeinsamkeit ist die Wasserlöslichkeit. Sie sind in ihrer Gesamtheit an sämtlichen Stoffwechselfunktionen unseres Körpers mitbeteiligt: Sie unterstützen unser Immunsystem, unterbinden Entzündungen, helfen bei der Energieproduktion und Teilung von Zellen, sorgen für gesunde Gefäßinnenwände, wirken einer Bildung von Blutgerinnseln entgegen und sorgen für eine gute Nervenfunktion.[141] Aufgrund der vielen neurologischen Symptome bei Long Covid wird daher häufig eine symptomatische Behandlung mit B-Vitaminen durchgeführt. Belegende wissenschaftliche Studien laufen jedoch erst gerade an.

Vitamin B_1 (Benfotiamin)

Nadelöhr auf dem Weg der Glukose zur Atmungskette in den Mitochondrien ist das Enzym Pyruvatdehydrogenase (PDH). Ein ausreichender Spiegel von Vitamin B_1 ist besonders wichtig in Organen mit hoher Energieanforderung und vielen Mitochondrien wie dem Gehirn und dem Herzen. Das Immunsystem benötigt ebenfalls eine gute Versorgung – besonders wenn es Coronaviren bekämpfen muss.
Quellen: Vollkorngetreide, Fleisch, Hülsenfrüchte, Gemüse, Pilze
Dosierung: bis maximal 300 Milligramm/Tag, zeitlich begrenzt

Vitamin B_2 (Riboflavin)

Problematisch ist, dass Riboflavin lichtempfindlich ist und es umständebedingt zu einer verminderten Zufuhr kommen kann (so sind Milchflaschen aus transparentem Material ungeeignet). Hauptaufgabe von Vitamin B_2 ist, die Energiegewinnung in der mitochondrialen Atmungskette sowie unser antioxidatives System zu unterstützen.
Quellen: Gemüse, Pilze, Milchprodukte, Innereien, Fleisch, Fisch
Dosierung: 30–400 Milligramm/Tag, zeitlich begrenzt

Vitamin B_3 (Niacin)

Neben zahlreichen Funktionen ist es genau wie Vitamin B_2 am Energiestoffwechsel in den Mitochondrien beteiligt und hat antioxidative Aufgaben.

Quellen: Vollkornprodukte, Pilze, Innereien, Fleisch, Fisch,
Dosierung: 20–100 Milligramm/Tag, zeitlich begrenzt

Alpha-Liponsäure

Sie unterstützt die Verwertung von Glukose und somit den Energiestoffwechsel in den Mitochondrien von Nervenzellen. Zudem ist sie wie Vitamin C, Vitamin E, Coenzym Q10 und Glutathion ein wichtiges Antioxidans. Alpha-Liponsäure hilft bei der Entgiftung von Schwermetallen und unterstützt antientzündliche Prozesse.
Quellen: Innereien, Fleisch, Spinat, Kartoffeln
Dosierung: 600–1200 Milligramm/Tag, auf zwei Mahlzeiten täglich verteilen

Schritt 3: Mitochondrien schützen und die Energiegewinnung ankurbeln

Die Herstellung des von den Zellen benötigten ATP erfolgt über den komplexen Ablauf der sogenannten Atmungskette und benötigt einige Co-Faktoren. Weiterhin fallen bei der Produktion von ATP reaktionsfreudige Substanzen (reaktive Sauerstoff- und Stickstoffspezies) an.[142] So wie das Gasgeben beim Auto zu mehr Abgasen führt, kommt es auch in den Zellen bei einem gesteigerten Nahrungsangebot vermehrt zu reaktionsfreudigen Nebenprodukten, die unschädlich gemacht werden müssen. Denn in ihrer Funktion gestörte Mitochondrien können nicht ausreichend Energie bilden.

Vitamin B_6 (Pyridoxin)

Wie alle Vitamine der B-Reihe muss auch Vitamin B_6 zunächst in seine aktive Form (Pyridoxalphosphat) überführt werden, bevor es wirksam werden kann. Es wird für fast alle Umwandlungsreaktionen von Aminosäuren benötigt. Weiterhin wirkt es als Co-Faktor bei der Produktion von Botenstoffen (Neurotransmittern) im Gehirn, über die die Kommunikation der Nervenzellen untereinander erfolgt. Es ist auch an der Bildung von wichtigen Fetten für die Nervenzellen (zum Beispiel Myelinscheiden, Phospholipide) beteiligt.
Quellen: Vollkorngetreide, Obst, Gemüse, Kartoffeln, Fleisch, Innereien, Fisch, Milchprodukte
Dosierung: 100–300 Milligramm/Tag, zeitlich begrenzt

Vitamin B_9 (Folsäure)

Prinzipiell ist Folsäure gut über die Nahrung zuzuführen. Es ist nur leider besonders empfindlich gegenüber Lagerungs- und Kochprozessen. Ein Großteil der Bevölkerung hat deswegen Probleme, sich optimal mit Vitamin B_9 zu versorgen. Da Folsäure vereinfacht gesagt an allen Wachstumsprozessen in unserem Körper (über die Zellteilung bis zur Gewebe- und Blutbildung) beteiligt ist, sollte ein möglicher Mangel laborchemisch ausgeschlossen werden.
Quellen: grünes Gemüse und Salate (Brokkoli, Endiviensalat, Spinat), Hülsenfrüchte, Vollkorngetreide, Eier, Leber
Dosierung: 5–20 Milligramm/Tag, zeitlich begrenzt

Vitamin B_{12} (Cobalamine: Cyano-/Hydroxy-/Methyl-/Adenosylcobalamin)

Im Gegensatz zu den anderen Vertretern der Vitamin-B-Familie ist Vitamin B_{12} gut speicherbar. Im Rahmen von Covid-19 kann es zu einem Mangel entweder durch einen massiven Verbrauch durch die Infektion oder durch eine bereits vorher bestehende versteckte Unterversorgung kommen. Dazu können auch Erkrankungen im Magen-Darm-Trakt oder Medikamente wie Blutdrucksenker, Antibabypille, Diabetesmittel oder Antidepressiva beitragen. Bei sich vegan ernährenden Menschen muss eine regelmäßige und dauerhafte Substitution erfolgen. Vitamin B_{12} ist unverzichtbar für die Blutbildung und reguliert Zellwachstum und Zellteilung. Gerade bei neurologischen Beschwerden sollte das Vorliegen eines Mangels geprüft werden.[143]
Quellen: Innereien, Fleisch, Fisch, Eier, Milchprodukte
Dosierung: 1000–3000 Mikrogramm/Tag, zeitlich begrenzt

Coenzym Q10

Coenzym Q10 spielt eine zentrale Rolle bei der Energiegewinnung in der Atmungskette der Mitochondrien. Organe mit hohem Energieverbrauch wie Gehirn, Herz, Lunge oder Muskeln benötigen eine höhere Anzahl an Mitochondrien und somit auch an Coenzym Q10. Mit Covid-19 infizierte Personen zeigten erniedrigte Spiegel von Coenzym Q10.[144] Dies könnte mit einer durch das Coronavirus bedingten Störung der Produktion von Coenzym Q10 oder eines erhöhten Bedarfs im Rahmen des Infekts zusammenhängen. Darüber hinaus wirkt Coenzym Q10

antientzündlich,[145] unterstützt unser Immunsystem[146] und ist ein wichtiges, im gesamten Körper wirksames Antioxidans.
Quellen: Fleisch, Seefisch, Nüsse und Samen, Brokkoli, Hülsenfrüchte, unraffiniertes Olivenöl, Avocado
Dosierung: 100–300 Milligramm/Tag, aktive Form Ubiquinol[147] zum Essen

N-Acetylcystein

Bereits zu Beginn der Pandemie erhoffte man sich einen therapeutischen Nutzen von diesem eher als Schleimlöser bekannten Medikament.[148] Es zeigt zusätzlich entzündungshemmende Wirkungen. Zum besseren Verständnis: Durch Umbauprozesse des N-Acetylcysteins entsteht die schwefelhaltige Aminosäure L-Cystein. Diese ist beim Aufbau von L-Glutathion der geschwindigkeitsbestimmende Schritt. L-Glutathion besteht aus den Aminosäuren L-Glycin, L-Cystein und Glutaminsäure. Es ist ein sehr starkes Antioxidans und hilft, andere Antioxidantien wie Vitamin C, Vitamin E, Selen und Coenzym Q10 durch Recyclingprozesse einzusparen. Eine weitere wichtige Funktion ist der Abbau von Giftstoffen. Zudem unterstützt es die Funktionsfähigkeit der roten Blutkörperchen, wodurch es für die Sauerstoffversorgung von Geweben und Organen von zentraler Bedeutung ist. Im Falle eines Mastzellaktivierungssyndroms sollte der Einsatz jedoch überwacht beziehungsweise engmaschig kontrolliert werden. N-Acetylcystein kann prinzipiell eine Hemmung histaminabbauender Enzyme auslösen.
Dosierung: 600–1800 Milligramm über den Tag verteilt zum Essen, zeitlich begrenzt

Schritt 4: Entzündungen zurückdrängen

Wie bereits erklärt, können hochwertige Fettsäuren wie die Omega-3-Fettsäuren unser überschießendes Immunsystem günstig modulieren. Aufgrund ihrer biochemischen Struktur mit vielen ungesättigten Bindungen sind sie jedoch sehr empfindlich gegenüber reaktiven Substanzen. Sie sollten daher zusammen mit Antioxidantien gegeben werden und möglichst erst, nachdem bereits andere antientzündliche Maßnahmen ergriffen wurden.

Omega-3-Fettsäuren

Sie stellen einen Großteil der Bausubstanz von Zellmembranen dar und haben antientzündliche Eigenschaften. Erhebungen in den westlichen Industrieländern weisen jedoch auf eine Mangelversorgung hin. Omega-3-Fettsäuren kommen sowohl in pflanzlichen (Leinsamen, Walnüsse, Avocado, Algen) als auch tierischen Produkten vor (Seefisch). Die aus pflanzlichen Quellen stammende Alpha-Linolensäure ist eine Vorstufe, die erst zu den unverzichtbaren mehrfach ungesättigten Fettsäuren Docosahexaensäure (DHA) und Eicosapentaensäure (EPA) umgebaut werden muss. Dieser Umbau kann jedoch leicht gestört werden, sodass es durchaus sinnvoll sein kann, direkt DHA und EPA aus Fisch- oder Algenprodukten zu konsumieren. Die Kombination mit Antioxidantien ist ratsam, um einer Oxidierung der Fettsäuren entgegenzuwirken. Obwohl es bisher keine Daten zu Omega-3-Fettsäuren und deren Wirkung im Zusammenhang mit Long Covid gibt, ist es sinnvoll, sich an den Empfehlungen zur Behandlung postviraler Fatigue beziehungsweise der myalgischen Encephalomyelitis/chronischem Fatigue-Syndrom (ME/CFS) zu orientieren.[149]
Quellen: Seefische, Algen, in geringerer Menge im grasgefütterten Weidevieh, Vorstufen von DHA in Lein-/Hanfsamen, Walnüssen
Dosierung: 1–4 Gramm/Tag[150] zu einer fettreichen Mahlzeit

Vitamin C

Dieses Vitamin übernimmt eine wichtige Funktion bei Immunreaktionen. Obwohl die alte Seefahrerkrankheit Skorbut keine Rolle mehr spielt, kann es auch bei uns zu einer suboptimalen Versorgung kommen. Allein die Lagerung und das Kochen von Lebensmitteln führen zu einem Verlust von rund einem Drittel der Ausgangsmenge. Weitere wichtige Aufgaben von Vitamin C sind seine antioxidative und mastzellstabilisierende Wirkung. Sowohl in Behandlungsprotokollen bei Covid-19 als auch im Rahmen von Fatigue bei anderen chronischen Erkrankungen zeigten sich zusätzlich entzündungshemmende, gefäßreparierende und immunverstärkende Wirkungen bei hochdosiertem intravenösem Vitamin C.[151]
Quellen: Zitrusfrüchte, Beeren, Kiwi, Paprika, Kohlsorten, Petersilie, Innereien
Dosierung: 500–2000 Milligramm/Tag kurz vor der Mahlzeit, zeitlich begrenzt

Das war noch nicht alles - weitere Optionen

D-Ribose

Normalerweise unterstützen Nahrungsergänzungsmittel die körpereigenen Prozesse bei der Energieproduktion. Die Gabe von D-Ribose hilft dabei dem Körper direkt, Energie herzustellen oder D-Ribose in Glukose umzuwandeln. D-Ribose wirkt sich zudem nicht auf den Blutzucker aus. Sie kann daher bedenkenlos in das vorgestellte antientzündliche Ernährungskonzept eingebaut werden. Treten bereits nach geringer Belastung in den Muskeln Schmerzen auf, ist ein Versuch lohnenswert.

Quellen: Ribose kann vom Körper selbst hergestellt werden. Es kommt zudem in einer Vielzahl von pflanzlichen und tierischen Lebensmitteln vor (Milch, Eier, Fisch, Käse, Fleisch und Pilzen)

Dosierung: 5–15 Gramm/Tag, kann in kalte Getränke und Desserts eingerührt werden und sollte über den Tag verteilt werden

Aminosäuren

L-Carnitin

Zur Hauptfunktion von L-Carnitin gehört es, den Fettsäuretransport in die Mitochondrien zu gewährleisten.

Quellen: Fleisch, Milchprodukte, Pilze

Dosierung: 2000 Milligramm/Tag (L-Carnitin-Tartrat) über den Tag verteilt, zeitlich begrenzt

L-Arginin/L-Citrullin

Coronaviren verursachen häufig Schäden an den Gefäßinnenwänden. Dadurch kommt es zu Durchblutungsstörungen. Je nach Ausprägung in den betroffenen Geweben und Organen stellen sich die Beschwerden unterschiedlich dar. Die Aminosäure L-Arginin kann hier zu einer Symptomverbesserung führen. Sie kann über gefäßregulierende Effekte die Durchblutung verbessern.[152] Sollte es unter der Anwendung zu Herpes labialis kommen, sollte die Anwendung unterbrochen werden.

Quellen: Fleisch, Nüsse, Kürbiskerne, Pinienkerne, Hülsenfrüchte

Dosierung: 3–9 Gramm/Tag, zeitlich begrenzt

Sekundäre Pflanzenstoffe

Rosmarin

Seine ätherischen Öle bringen mediterranes Flair in unsere Küche. Einer seiner Bestandteile (Carnosolsäure) verhinderte in einer aktuellen Studie das Eindringen von SARS-CoV-2 in Zellen. Zudem scheint Carnosolsäure entzündungshemmende Wirkungen zu haben.[153] Interessant macht diese Verbindung, dass sie unsere Blut-Hirn-Schranke überwinden kann und bereits mit einer Verringerung von Alzheimer-Symptomen in Verbindung gebracht wurde.

Dosierung: 150 Milligramm 1- bis 2-mal täglich zum Essen, zeitlich begrenzt

Die Gruppe der Polyphenole

Das Spannende an dieser vielfältigen Gruppe ist, dass ihre entzündungshemmenden und antioxidativen Wirkungen einen anderen Wirkmechanismus haben als die bisher vorgestellten Substanzen. Pflanzen schützen sich mit ihnen gegen Fressfeinde. Somit sind diese Nahrungsmittel erst einmal als Stressoren zu verstehen. Erst durch die Reaktion unseres Körpers auf diese entsteht ein gesundheitlicher Nutzen. Die Kombination mit oben vorgestellten antientzündlichen und antioxidativen Substanzen ist also möglich und durchaus auch sinnvoll.[154]

Kurkumin

Kurkumin ist viel mehr als der Star in jedem Curry. Studien wiesen beim Coronavirus eine antivirale und entzündungshemmende Wirkung des in Kurkuma enthaltenen Kurkumins nach. Es hilft unter anderem, die zur Immunabwehr notwendige Entzündung in ihrem Verlauf zu reduzieren. Aufgrund moderner Zusammensetzungen gelang es, die Bioverfügbarkeit von Kurkumin deutlich zu steigern. In klinischen Studien konnte Kurkumin sogar mit verbesserter Konzentrations- und Gedächtnisleistung[155] in Verbindung gebracht werden.[156]

Quellen: Kurkuma-/Gelbwurzel

Dosierung: 500–3000 Milligramm/Tag zum Essen, zeitlich begrenzt

Quercetin

Es konnte gezeigt werden, dass eine zusätzliche Gabe von Quercetin die Bindung des Coronavirus an ACE-2-Rezeptoren erschweren und sogar das Virus direkt beeinträchtigen konnte.[157] Zudem schützt es selbst Zellen vor Sauerstoffradikalen, kann aber auch andere Antioxidantien wie beispielsweise das Vitamin C vor einer Oxidation schützen.[158] Darüber hinaus ist es ein natürlicher Mastzellstabilisator (siehe Kapitel »Gesunder Darm – die Mastzellen besänftigen«, Seite 138).

Quellen: Zitrusfrüchte, Beeren, Zwiebeln, Brokkoli, grünes Blattgemüse

Dosierung: 500–1500 Milligramm/Tag zum Essen, zeitlich begrenzt

Luteolin

Luteolin ist eine Substanz, die entzündungshemmende, antivirale und antioxidative Fähigkeiten besitzt. Der bei Long Covid häufig beschriebene brain fog (Hirnnebel) könnte mit Entzündunsprozessen in unserem Gehirn in Verbindung gebracht werden und durch Mastzellen unterhalten werden. Luteolin könnte hierbei als natürlicher Mastzellstabilisator positive Effekte erzeugen (siehe Kapitel »Gesunder Darm – die Mastzellen besänftigen«, Seite 138).[159]

Quellen: Paprika, Karotten, Artischocken, Chicorée, Kürbis, Kohlrabi, Petersilie, Zitrusfrüchte, Weintrauben

Dosierung: 50 Milligramm/Tag zum Essen, zeitlich begrenzt

Resveratol

Dieser auch im Rotwein vorkommende Naturstoff hat ebenfalls entzündungshemmende Eigenschaften, was sich günstig bei Covid-19 auswirkt.[160] Obwohl es bezüglich der Darreichungsform und möglicher unerwünschter Wirkungen noch offene Fragen gibt, zeigten sich bei verschiedenen Krankheiten positive Wirkungen durch Resveratrol.[161]

Quellen: Schale roter Trauben, rote Beeren, Erdnüsse

Dosierung: 200–400 Milligramm/Tag zum Essen, zeitlich begrenzt

Wie es weitergeht

Schritt für Schritt konntest du jetzt ausprobieren, welche Nahrungsergänzungsmittel eine Besserung von Symptomen bedingten. Die Dauer der Einnahme von hohen therapeutischen Dosen hängt natürlich von deinen individuellen Bedürfnissen ab. Je schwerwiegender die Beschwerden zu Beginn waren, oder je mehr Einschränkungen durch Vorerkrankungen bestanden haben, desto intensiver wird therapiert. Wichtig ist hierbei, regelmäßige laborchemische Verlaufskontrollen durchzuführen. Diese sind notwendig, um den Ausgleich der Defizite zu überprüfen und dabei nicht über das Ziel hinauszuschießen.
Im weiteren Verlauf können die Dosierungen angepasst werden. Nach einiger Zeit können viele der Einzelpräparate durch geschickt kombinierte Multipräparate im Verlauf ersetzt werden. Das erleichtert es, den Überblick über die Präparate zu behalten, gestaltet den Tagesablauf flexibler und entlastet den Geldbeutel. Nahrungsergänzungsmittel werden in der Regel nicht von den Krankenkassen bezuschusst.
Im besten Fall gelingt gleichzeitig die Umstellung der Ernährungsweise, sodass viele Präparate nicht mehr notwendig sind. Selbst wenn zu Beginn hartnäckige Nahrungsmittelunverträglichkeiten aufgetreten sind, können sich diese im Verlauf der Behandlung derart bessern, dass die Zahl der Lebensmittel, die vertragen werden, immer größer wird. Das Ziel ist, mit einer möglichst natürlichen Ernährungsweise den persönlichen Mikronährstoffbedarf zu decken. Dies dankt dir dein Körper mit einem verbesserten Energielevel.

Tipp 22: Damit du auch kleine positive Veränderungen nicht verpasst, solltest du dir unbedingt regelmäßig Notizen über die umgesetzten Maßnahmen und ihre Auswirkungen auf dein Befinden machen. Nutze hierfür auch das Gesundheitstagebuch aus dem Anhang.

Schlaf - Regeneration über Nacht

Der Schlaf ist für den Menschen lebenswichtig. Unser Immunsystem arbeitet nachts auf Hochtouren, körperliche wie geistige Funktionen werden normalisiert,[162] Abbauprodukte unseres Zellstoffwechsels entsorgt. Für das Gehirn wird Platz für neu zu Lernendes geschaffen. Weiterhin werden Wachstums- und Geschlechtshormone ausgeschüttet. Nach körperlicher Anstrengung erfolgt die Regeneration. Leider ist der Schlaf ein komplexes System, das leicht durch körperliche, neurologische oder psychische Einflüsse gestört werden kann. Passiert dies über einen längeren Zeitraum, fühlen wir uns nicht richtig belastbar und können krank werden. Hiervon sind insbesondere Krankheiten des Herz-Kreislauf-Systems und des Stoffwechsels betroffen.
Auch im Zusammenhang mit Long Covid wird häufig von Ein- und Durchschlafstörungen berichtet. In einigen Fällen konnten bei den Betroffenen länger anhaltende Störungen der Schlafarchitektur nachgewiesen werden, die in Zusammenhang mit der Virusinfektion stehen können.[163] Dennoch sind sich Forscher noch nicht im Klaren darüber, inwieweit das Coronavirus selbst oder eine der Folgeerscheinungen der Infektion dafür verantwortlich ist. Denn guter Schlaf ist von vielen Faktoren abhängig.

Schlaf hat bei Long Covid höchste Priorität

Während wir schlafen, ist das sogenannte glymphatische System hochaktiv. Unsere Hirnzellen schrumpfen jede Nacht, damit Giftstoffe aus dem Gehirn herausgespült werden können. Ohne ausreichende Schlafzeit wird diese Reinigung unterbrochen, Entzündungsprozesse im Gehirn können aufrechterhalten werden.[164] Die genauen Mechanismen von Long Covid und die Auswirkungen auf den Schlaf sind zwar noch zu erforschen, es ist jedoch davon auszugehen, dass ausreichend Schlaf für die Heilungsprozesse wichtig ist.[165] So wie Entzündungen zu schlechtem Schlaf führen, fördert eine unzureichende Schlafqualität wiederum Entzündungen.[166] Damit Long-Covid-Betroffene besser einordnen können, wie es um ihren Schlaf steht, skizzieren wir zunächst den normalen Schlafablauf. Danach zeigen wir dir schlafunterstützende Maßnahmen, denn deinem Schlaf solltest du spätestens ab jetzt Vorrang einräumen.

Was guten Schlaf ausmacht

Guter Schlaf beginnt mit dem Öffnen der Augen. Denn sämtliche Tagesaktivitäten beeinflussen auch unseren Schlaf. Über die Zunahme der Adenosinkonzentration wird in unserem Gehirn der sogenannte Schlafdruck aufgebaut.[167] Bei ausreichendem Schlafdruck und passendem Tagesrhythmus leitet unser vegetatives Nervensystem nach ungefähr 10 bis 20 Minuten den Schlaf ein. Um die vielen körpereigenen Taktgeber mit der Umwelt abzugleichen, ist ein zentraler Zeitgeber nötig. Der sogenannte Nucleus suprachiasmaticus befindet sich im Bereich der Epiphyse (Zirbeldrüse). Spezialisierte Netzhautzellen unserer Augen füttern ihn mit Informationen über die Lichtintensität.[168] Tageslicht verfügt über einen hohen Anteil an blauem Licht, während abendlicher Kerzenschein oder Feuer gedämpfter sind und kaum Blaulichtanteile enthalten. Damit signalisieren sie dem Organismus, dass die Nacht hereinbricht und die Erholungsphase ansteht. Lichtforscher der Universität Basel fanden heraus, dass psychologische Effekte wie das Flackern von Flammen, der Geruch von verbranntem Wachs oder Holz und künstlich erzeugte Wärme (Infrarotstrahlung) dazukommen. Somit können Lichteindrücke uns entspannen und bei der Vorbereitung auf die Nacht helfen.

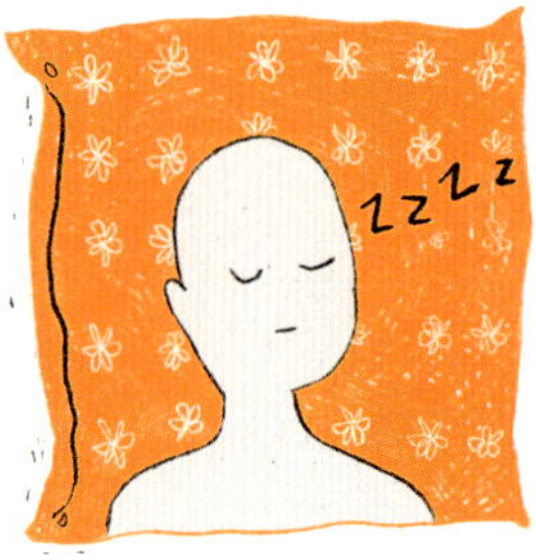

Eine wichtige Rolle spielt das Hormon Melatonin, das bei Dunkelheit ausgeschüttet wird. Es signalisiert unserem Körper, dass wir nun auf Schlaf umstellen können. Daneben beeinflusst es unsere Stimmungslage, die Immunabwehr und Alterungsprozesse. Fällt dagegen Licht mit Blauanteilen ins Auge, wird die Ausschüttung unseres Schlafhormons gestoppt. Der Gegenspieler Cortisol wird wieder vermehrt ausgeschüttet, und wir wachen auf.

In der Nacht wechseln sich verschiedene Schlafzyklen ab. Wir unterscheiden hierbei den Non-REM-Schlaf vom REM-Schlaf. REM bedeutet »Rapid Eye Movement«; hierbei sind schnelle Augenbewegungen hinter geschlossenen Lidern zu beobachten. Beim Non-REM-Schlaf, also dem Schlaf ohne schnelle Augenbewegungen, unterscheiden wir zwischen der Einschlafphase, leichtem Schlaf und dem unverzichtbaren Tiefschlaf. Herzschlag und Atmung verlangsamen sich und der Blutdruck sinkt ab. Wir sind in dieser Phase nur schwer aufzuwecken. Zu Be-

ginn der Nacht kommen Tiefschlafphasen häufiger vor; sie scheinen vor allem der Erholung unseres Gehirns zu dienen.
In der REM-Phase wird unsere Atmung unregelmäßig und Puls und Blutdruck schwanken. In dieser Schlafphase träumen wir und verarbeiten tagsüber Erlebtes. Gestörte REM-Phasen gehen mit einem höheren Risiko für Angststörungen und verminderter Stresstoleranz einher. Selbst wenn wir uns beim Aufwachen häufig nicht mehr an unsere Träume erinnern können, kommt es jede Nacht zu REM-Phasen. Sie nehmen in den Morgenstunden zu, weswegen wir dann auch leichter aufzuwecken sind. Damit wir uns in dieser Phase durch unkontrollierte Bewegungen nicht selbst verletzen, erschlafft unsere Muskulatur.
Die beschriebenen Phasen durchlaufen wir mehrmals in der Nacht, wobei ein Zyklus ungefähr 90 bis 110 Minuten dauert. Wir haben davon also meist vier bis fünf pro Nacht.[169] Eine Schlafdauer von sechs bis acht Stunden scheint günstig für unser Herz-Kreislauf-System zu sein.[170]

Ab wann sprechen Ärzte von einer Schlafstörung?

Bei einer Einschlafphase von über 30 Minuten Dauer besteht eine Einschlafstörung. Nach den physiologisch bedingten kurzen Aufwachphasen sollten wir möglichst schnell wieder einschlafen können, andernfalls liegt eine Problematik auf dem Niveau der Schlafkontinuität vor. Von einer guten Schlafeffizienz spricht man, wenn wir ungefähr 97 Prozent der Zeit, die wir in unserem Bett verbringen, auch schlafen. Zusammengefasst gibt es eine einfache Regel: Wachen wir nicht von selbst auf, sondern benötigen einen Wecker, dann liegt ein Schlafdefizit vor. Entsteht für uns ein Leidensdruck und besteht eine vermehrte Tagesschläfrigkeit, sollte eine ärztliche Vorstellung erfolgen.

Entwicklung guter Schlafgewohnheiten

Obwohl das für jeden natürlich individuell anders aussehen kann, gibt es einige Grundregeln, um Schritt für Schritt das Schlafverhalten zu verbessern. Im Anhang findest du unsere Checkliste »Schlafen wie ein Murmeltier« (ab Seite 190). Such dir zunächst zwei Veränderungen heraus, die du am besten noch heute umsetzen kannst. Im weiteren Verlauf kannst du die Checkliste immer wieder heranziehen, um hoffentlich bald wieder einen entspannten Schlaf genießen zu können.

»Sobald ich mich ins Bett lege, schlafe ich wie ein Stein ein.«

Schlafen wir sofort ein, ist von einem Schlafdefizit auszugehen. Durchschnittlich dauert das Einschlafen 10 bis 20 Minuten.

»Schlaf darf keine Schlafunterbrechungen haben.«

Die Schlafzyklen werden durch kurzes Aufwachen bis zu 30-mal pro Nacht unterbrochen. Wer innerhalb von etwa zwei Minuten wieder einschläft, kann sich an das Aufwachen nicht mehr erinnern.

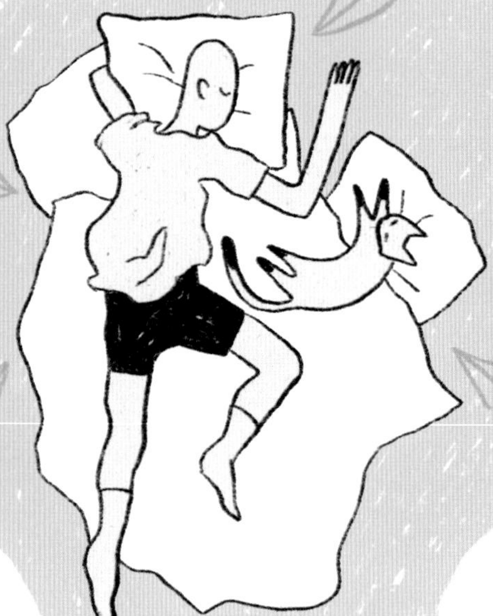

»Beim Entspannen hilft mit ein kleiner Absacker vor dem Schlafengehen.«

Obwohl uns Alkohol beim Einschlafen hilft, stört er unsere Schlafarchitektur und verkürzt unsere Nacht. Das trifft selbst bei kleinen Dosen kurz vor dem Schlafen zu.

»Schlechte Nächte müssen in der Folgenacht unbedingt nachgeschlafen werden.«

Es kommt mehr auf die Qualität als auf die absolute Dauer unseres Schlafes an.

Besonderheiten bei Long Covid – die Bedeutung von Nahrungsergänzungsmitteln und Medikamenten

Antihistaminika – das körpereigene Alarmsystem abschalten

In der traditionellen chinesischen Medizin (TCM) werden unsere Organe bestimmten Tages- oder Nachtzeiten zugeordnet. Treten nun immer zur selben Uhrzeit Beschwerden auf, kann es ein diagnostischer Hinweis für die Störung in einem bestimmten Organsystem sein. Wer regelmäßig zwischen 1:00 Uhr und 3:00 Uhr nachts wach wird, könnte demnach ein Problem mit der Leber haben. Histamin, das durch Nahrungszufuhr, fehlenden Abbau in Darm, Leber und Gehirn oder durch empfindliche Mastzellen (MCAS) in erhöhter Menge vorkommen kann, versetzt unseren Körper in Alarmbereitschaft. Gerade bei Schlafstörungen in der Tiefschlafphase wird unser glymphatisches System gestört, Abbauprodukte verbleiben in unseren Gehirnzellen. Das führt zu Unwohlsein, Müdigkeit und einem geschwächten Immunsystem am Folgetag. Über einen längeren Zeitraum können hieraus schwerwiegende Einschränkungen und Entzündungen entstehen. Hieraus ergibt sich bei Long Covid der Ansatz, Antihistaminika der ersten Generation wie Diphenhydramin oder Promethazin 30 Minuten vor dem Schlafengehen einzunehmen. Sie überwinden im Gegensatz zu Vertretern der zweiten und dritten Generation leicht die Blut-Hirn-Schranke. Dort blockieren sie die Histaminrezeptoren, sodass freigesetztes Histamin unsere Zellen nicht mehr in den Alarmzustand versetzen kann. Da es bei diesen frei verkäuflichen Medikamenten zu unerwünschten Nebenwirkungen kommen kann, sollte zuvor ein ärztliches Gespräch oder eine Beratung in der Apotheke erfolgen.[171]

Störungen des vegetativen Nervensystems

Schlafstörungen, die nur schlecht durch Melatonin beeinflussbar sind, treten häufig bei Stress auf. Hier kommt es über die Nebenniere zu einer erhöhten Ausschüttung von Stresshormonen wie Adrenalin und Noradrenalin. Hält der Stress an, gesellt sich Cortisol hinzu. Bleibt der Spiegel auch abends hoch, unterbleibt das physiologische Absenken von Körpertemperatur, Blutdruck und Puls – erholsamer Schlaf wird hierdurch erschwert. Somit gilt es, den Parasympathikus mittels Entspannungs- oder Atemübungen zu stärken. Siehe hierzu den Abschnitt »Stress meistern« ab Seite 102, und das Interview »Atmen – mehr als Luft holen«, Seite 174.

Melatonin – mehr als ein Schlafhormon

Viele Schlafmittel betäuben unseren Körper. Hierdurch kommt es zu einer Störung einzelner Schlafphasen. Zudem haben klassische Schlafmittel Nebenwirkungen und können zu körperlicher und psychischer Abhängigkeit führen. Ihr Einsatz sollte daher nur begrenzt und unter ärztlicher Kontrolle stattfinden. Anders sieht es beim Schlafhormon Melatonin aus.[172] Über den Nucleus suprachiasmaticus wird bei Dunkelheit die Ausschüttung von Melatonin eingeleitet.[173] Dieses legt dann bei guten Umgebungsbedingungen den Hebel in Richtung Schlaf um. Da Melatonin rasch abgebaut wird, also eine kurze Halbwertzeit von 30 bis 60 Minuten hat, wird es in der Nacht kontinuierlich ausgeschüttet. Melatonin hat kaum Nebenwirkungen. Die Ausschüttung sinkt jedoch mit zunehmendem Alter. Wer einen Versuch mit Melatonin plant, sollte es immer zur gleichen Zeit und über einen Zeitraum von mindestens drei Wochen einnehmen, um die Wirkung einschätzen zu können. In Deutschland sind in niedrigen Dosen Nahrungsergänzungsmittel bis 1 Milligramm verfügbar. Zugelassen ist ein Retard-Medikament mit 2 Milligramm für bis zu 13 Wochen, das ab 55 Jahren erstattungsfähig ist. Es verursacht keine Abhängigkeit und keinen Überhang am nächsten Morgen.

Melatonin kann aber auch Entzündungen dämpfen und die Produktion körpereigener Antioxidantien wie Glutathion erhöhen.[174] Bei Covid-19 ist das ein sehr interessanter Ansatz.[175] Leider ist die aktuelle Studienlage, was Long Covid angeht, für allgemeine Empfehlungen noch nicht ausreichend. Individuell kann jedoch zusammen mit den behandelnden Ärzten Melatonin in einer einschleichenden Dosis von 0,5 Milligramm bis zu 10 Milligramm gegeben werden.

Alternativ kann der Versuch einer Gabe von L-Tryptophan (250–2000 Milligramm) oder 5-Hydroxytryptophan (5-HTP 100–200 Milligramm) unternommen werden. Beide sind Vorstufen des Serotonins und somit auch von Melatonin. Zeitgleich dürfen jedoch keine Antidepressiva vom Typ SSRI (selektive Serotonin-Wiederaufnahmehemmer) eingenommen werden.[176]

Schlafhilfe aus der Natur

Schon unsere Großeltern wussten, dass Hopfen und Malz schlaffördernde Eigenschaften haben. Leider wird die Wirkung des Hopfens im Bier durch die ungünstigen Eigenschaften des Alkohols wieder aufgehoben. Die Kombination von

Hopfen und Malz wird als Arzneimittel in Apotheken frei verkäuflich angeboten.
Eine weitere gerade für Einschlafstörungen interessante Pflanze ist die Passionsblume (Passiflora incarnata). Sie beeinflusst den Neurotransmitter Gamma-Aminobuttersäure (GABA) günstig. In Form einer Einzelsubstanz wird sie als Arzneimittel frei verkäuflich in Apotheken angeboten.[177]
Die afrikanische Schwarzbohne (Griffonia) enthält eine Vorstufe zu Serotonin, das 5-HTP. Es gibt mehrere Nahrungsergänzungsmittel mit diesem Inhaltsstoff. Aus Serotonin kann dann Melatonin gebildet werden. Griffonia darf wie oben beschrieben nicht zusammen mit anderen Produkten, die auf den Serotoninspiegel wirken (zum Beispiel Antidepressiva der SSRI-Gruppe), eingenommen werden.
Oben genannte Präparate können übrigens auch kombiniert werden, da der Wirkmechanismus unterschiedlich ist. Damit ein spürbarer Effekt eintritt, sollten Sie Ihrem Körper auf jeden Fall zwei Wochen Zeit geben.

Verschreibungspflichtige Medikamente

Wenn allgemeine Ansätze für bessere Schlafgewohnheiten und die gerade genannten Maßnahmen bei Long Covid nicht die gewünschte Erleichterung bringen, dann können klassische Schlafmittel zumindest zeitlich begrenzt eingesetzt werden. Viele dieser Substanzen stören jedoch unsere Schlafphasen und machen nach einer gewissen Anwendungsdauer abhängig.[178] Aufgrund möglicher Nebenwirkungen ist eine ärztliche Vorstellung zur sorgfältigen Aufklärung notwendig:

- Antidepressiva in niedriger Dosierung (Trazodon, Amitriptylin, Doxepin, Mirtazapin)
- Antiepileptika (zum Beispiel Gabapentin, Pregabalin)
- Benzodiazepine (Clonazepam)
- Z-Gruppe: (Zolpidem, Zopiclon, Zaleplon)
- Alphablocker (zum Beispiel Clonidin, Guanfacin, Prazosin)
- Cyclobenzaprin
- Eszopiclon
- Tizanidin
- Suvorexant
- Hydroxyzin

Atmen – mehr als nur Luft holen

Ein Gastbeitrag von Maike Rist (Ärztin)

Als Medizinerin habe ich bereits in den unterschiedlichsten Fachdisziplinen gearbeitet, in denen die Atmung und deren Bedeutung für den Körper eine entscheidende Rolle spielt. Dazu zählen die Anästhesie- und Intensivmedizin, die rehabilitative Medizin im Bereich Asthma bronchiale und Anaphylaxie bei Kindern und Jugendlichen sowie die Tauchmedizin.

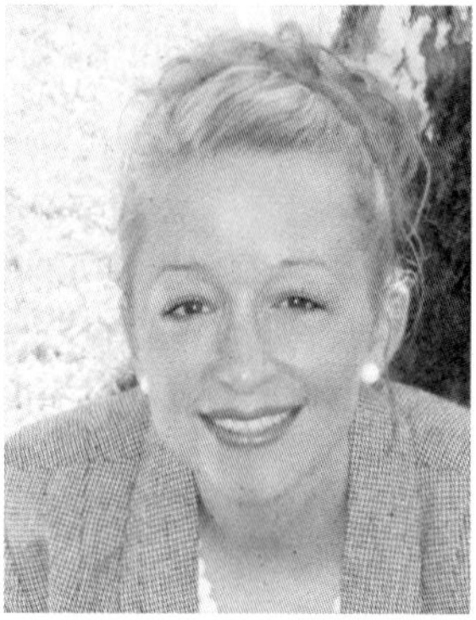

Auch privat musste ich mich als selbst von Long Covid Betroffene mit Lungenbeteiligung mit diesem Thema auseinandersetzen und beschäftige mich daher seit nunmehr zwei Jahren intensiv mit dieser Problematik. Beruflich wie privat erlebe ich aktuell viele Long-Covid-Patient*innen, die unter der mangelhaften Versorgungslage und dem Fehlen therapeutischer Hilfsangebote leiden.

Warum ist es so wichtig, die Atmung zu trainieren?

Bei Covid-Akuterkrankungen als Folge einer Infektion mit dem SARS-CoV2-Virus (Severe Acute Respiratory Syndrom) ist, wie der Name schon vermuten lässt, die Lunge ein zentrales Thema, auch wenn inzwischen bekannt ist, dass sich die Erkrankung häufig nicht nur auf die Lunge beschränkt. Im Rahmen schwerer Verläufe ist die Lunge aber in der Regel mitbetroffen und in der Folge auch häufig längerfristig in Mitleidenschaft gezogen. Nicht nur durch die Erkrankung selbst, auch die invasive Beatmung belastet den Körper, insbesondere die Lunge, sehr und hinterlässt Spuren. Der Akutversorgung folgt hier eine Anschlussheilbehandlung (AHB) mit unter anderem ausgiebiger Atem- und Physiotherapie. Bei Langzeitbeschwerden nach intensivmedizinischer Versorgung ist allerdings häufig eher von einem Post-Intensive-Care-Syndrom (PICS) als von Long Covid zu sprechen.
Es sind insbesondere leichte Verläufe – von mild bis asymptomatisch –, die im Rahmen von Long Covid Beschwerden zeigen. Allerdings erfahren diese Patient*innen in der Regel keine automatische Nachbetreuung.

Häufig treten auch hier Beeinträchtigungen im Bereich der Lunge wie Kurzatmigkeit oder ein Engegefühl in der Brust auf – selbst dann, wenn während der Infektion gar keine entsprechende Symptomatik vorlag. Die Ursachen hierfür scheinen dann unter Umständen tatsächlich gar nicht pneumologischer Natur, also unmittelbar das Lungengewebe oder die Atemwege betreffend. Vielmehr vermutet man hier muskuläre, neurovegetative und autoimmunologische Ursachen, die die Atemmuskulatur, insbesondere das Zwerchfell und/oder das Nervensystem betreffen. Die pathophysiologischen Vorgänge hierfür sind jedoch nach wie vor Gegenstand aktueller Forschung. Es ist deshalb gar nicht so verwunderlich, dass sich bei entsprechenden Untersuchungen in vielen Fällen keine auffälligen Befunde zeigen. Die Atmung spielt dabei dennoch eine zentrale Rolle – auch und besonders in der Therapie.
Denn entscheidend ist, dass Betroffene durch bewusstes Atmen und gezielte Übungen genau diese Strukturen trainieren, und dadurch ihre Symptome aktiv beeinflussen können. Und zwar gerade, weil häufig nicht die Lunge selbst das Problem darstellt.

Die Atemmuskulatur stärken

Die fehlende körperliche Aktivität stellt ein großes Problem dar. Sie ist durch die Beschwerden häufig so stark eingeschränkt, dass viele Betroffene den Tag überwiegend sitzend oder liegend verbringen und nicht in der Lage sind, sich ausreichend zu bewegen. Nun ist wenig Bewegung nie sehr hilfreich und förderlich, das ist jedem bewusst. Auf die Atmung wirkt sich das aber noch mal in ganz besonderem Maße aus, denn im Liegen ist die Atmung flach und die Lunge wird nicht gut belüftet. Daher werden zum Beispiel Patient*innen nach Operationen zügig mobilisiert, um Problemen mit der Lunge durch schlechte Belüftung vorzubeugen.
Insbesondere eine wirklich tiefe Einatmung, die bei deutlicher Belastungssteigerung (Sport, körperliche Anstrengung) automatisch einsetzen würde, findet bei Betroffenen mit postviraler Fatigue beziehungsweise Übergang zu ME/CFS (myalgische Enzephalomyelitis/chronisches Fatigue-Syndrom) erst recht nicht mehr statt. Durch die Belastungsintoleranz bezie-

hungsweise postexertionelle Malaise (PEM), mit Zustandsverschlechterung nach Überlastung, ist dies häufig gar nicht mehr möglich. Die Folgen, die damit einhergehen, sind allerdings teils gravierend.

Der Vorgang der Atmung

Für »die Atmung« sind unterschiedliche Strukturen von Bedeutung, wie das Lungengewebe selbst, die Atemwege und die Strukturen des Brustkorbs. Den Vorgang der Atmung kann man daher zum besseren Verständnis in drei Teilschritte gliedern. Grundvoraussetzung für eine funktionierende Atmung ist die Atemmechanik (Schritt 1). Durch sie dehnt sich der Brustkorb und mit ihm die Lunge aus, wodurch Luft ein- und anschließend wieder ausströmen kann. Nur durch eine adäquate Atemmechanik kann also eine gute Belüftung der Lunge (Schritt 2) stattfinden, wodurch die Bedingungen für den Gasaustausch (Schritt 3), die eigentliche Atmung, geschaffen werden.

Störungen des Gasaustauschs betreffen die Lungenbläschen, also das Lungengewebe selbst (zum Beispiel bei einem Lungenemphysem), und können meist gut mit Standarddiagnostik erfasst werden. Auch die Störungen der Belüftung durch geschädigtes Lungengewebe (zum Beispiel bei Lungenfibrose) oder durch Probleme in den Atemwegen (zum Beispiel bei Asthma bronchiale) zeigen sich in der Regel recht deutlich in der Lungenfunktionsdiagnostik.

Betrifft die Erkrankung aber, wie bei Long Covid vermutet, den Brustkorb und die Atemmuskulatur, ist die Atemmechanik beeinträchtigt und die dadurch verschlechterte Belüftung lässt sich kaum oder nur schlecht diagnostisch abbilden. Dies liegt sicher zum Teil auch daran, dass die Defizite häufig bei der Untersuchung kompensiert werden können. Neben der muskulären scheint bei Long Covid zudem auch eine neuromuskuläre Komponente für die eingeschränkte Atemmechanik verantwortlich zu sein. Verstärkt werden könnte die verminderte Ausdehnung des Brustkorbs daher durch eine Beeinträchtigung des vegetativen Nervensystems, welches unsere Atmung reguliert.

Die Atemmechanik ist also der Teil der Atmung, der für Long Covid von großer Bedeutung ist. Denn die Einatmung ist ein aktiver Vorgang und erfolgt durch Anspannung der Atemmuskulatur. Wie in der Grafik zur Einatmung zu sehen ist, wird so mehr Platz für die Ausdehnung der Lunge geschaffen. Das Zwerchfell bewegt dabei als größter Atemmuskel bis zu zwei Drittel der Atemluft, indem es sich zusammenzieht und abflacht. So vergrößert sich das Volumen im Brustkorb (Bauchatmung). Die Muskulatur zwischen den Rippen kontrahiert ebenfalls und dehnt so den Brustkorb nach vorne und zu den Seiten aus (Brustatmung). Die normale Atmung ist in der Regel eine Kombination aus Bauch- und Brustatmung. Die Lunge, die über das Brustfell (Pleura) mit dem Brustkorb fest verbunden ist, folgt dabei dem Brustkorb passiv, und Luft strömt durch die oberen Atemwege in die Lunge. Wie in der Grafik zur Ausatmung zu sehen ist, kehrt sich

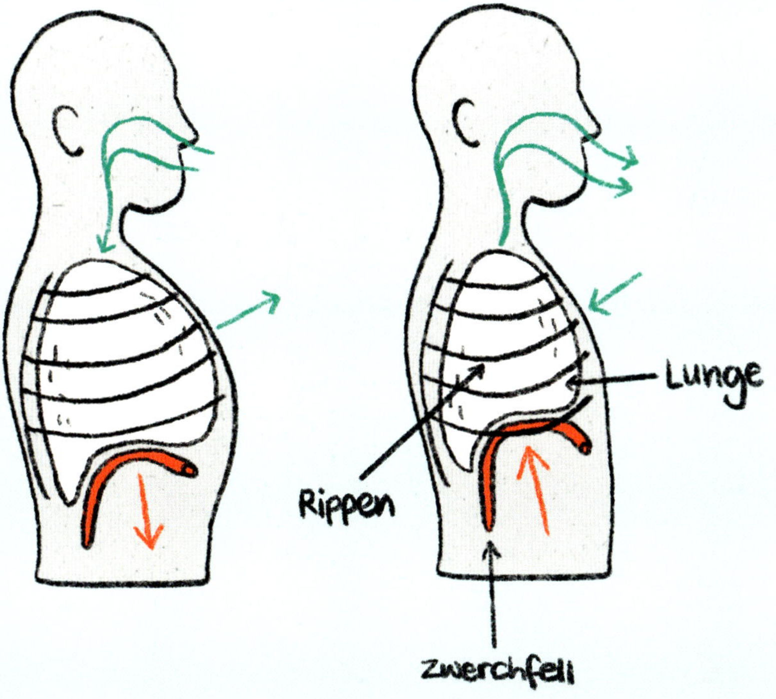

dieser Prozess beim Ausatmen um. Zwerchfell und Rippenmuskulatur entspannen sich, das Volumen im Brustraum nimmt ab und die Luft aus der Lunge entweicht.
Je flacher wir atmen, umso geringer ist die Ausdehnung des Brustkorbs bei der Atmung, wodurch die Atemmuskulatur schwächer und der gesamte Brustkorb steifer wird. Denn durch fehlende Bewegung und Reibung bilden sich Verklebungen und die Muskulatur bildet sich zurück. Dadurch entsteht ein Teufelskreis, der Kurzatmigkeit, Schmerzen, Engegefühl und eine schlechtere Versorgung des Gesamtorganismus mit Sauerstoff zur Folge haben kann.
Die gute Nachricht: Die Atemmuskulatur kann trainiert werden, sehr gut und effektiv sogar. Bei vielen Betroffenen ist dies ein elementarer Bestandteil der Therapie auf dem Weg zurück in ein beschwerdefreies, normales Leben.

Welche Rolle spielt das vegetative Nervensystem?

Der Vorgang der Atmung läuft eigentlich ganz automatisch ab und wird von unserem Atemzentrum im Gehirn gesteuert. Einfluss nehmen dabei verschiedene Faktoren wie der Sauerstoffgehalt im Blut, Körpertemperatur, Schmerz und emotionales Empfinden wie Stress oder Angst.
In der Medizin spricht man hier von »unwillkürlich«, also ohne willentlichen, bewussten Einfluss. Verantwortlich für solche Abläufe ist das vegetative Nervensystem (VNS); da es völlig autonom funktioniert, wird es auch autonomes Nervensystem genannt. Um das Überleben des menschlichen Organismus zu sichern, steuert das VNS sämtliche lebenswichtige Vorgänge im Körper und reguliert die Funktionen der inneren Organe sowie des Kreislaufs.
Dem gegenüber steht das somatische Nervensystem, das unter unserer Kontrolle steht und dessen Aktivitäten daher meist bewusst ablaufen.
Das vegetative Nervensystem unterteilt sich in zwei beziehungsweise drei Bereiche:

- das sympathische Nervensystem (der Sympathikus),
- das parasympathische Nervensystem (der Parasympathikus),
- das enterische Nervensystem (ENS)

Das ENS ist ein komplexes Nervengeflecht, das nahezu den gesamten Magen-Darm-Trakt durchzieht. Es kann vollständig autonom arbeiten, wird aber beeinflusst durch Sympathikus und Parasympathikus.
Die meisten Organe werden sowohl vom Parasympathikus als auch vom Sympathikus beeinflusst und beide Systeme können als Gegenspieler, aber auch als Team verstanden werden. Der Sympathikus sorgt für Leistungs- und Aktivitätssteigerung (»fight or flight«), während der Parasympathikus in Ruhe- und Regenerationsphasen dominiert (»rest and digest«). Beide sind Teil eines stark verzahnten, sehr ausgeklügelten Systems und sollten nicht als An-Aus-Schalter betrachtet werden.
In der schnelllebigen westlichen Kultur, geprägt von Stress und Hektik, besteht die Gefahr, dass vor allem der Sympathikus ständig stimuliert wird. Die Folge ist eine schnelle, flache Atmung sowie eine negative Beeinflussung des Immunsystems, der Regenerationsfähigkeit und unserer kognitiven wie auch körperlichen Leistungsfähigkeit. Die Stärkung des Parasympathikus ist notwendig, um ein gesundes Gleichgewicht herzustellen.
Dies ist tatsächlich durch die Atmung möglich, denn sie hat unter all den unwillkürlichen Vorgängen unseres Körpers eine eindeutige Sonderrolle. Sie ist ein eigentlich autonomer Prozess, den wir jedoch in starkem Maße bewusst beeinflussen und verändern können. Durch eine bewusste Atmung kann der Parasympathikus gezielt stimuliert werden, um positiven Einfluss auf Organe und Körperfunktionen zu nehmen. Eine tiefe und bewusste Atmung bewirkt daher mehr als nur die Versorgung des Körpers mit Sauerstoff.

Worauf sollte dabei besonders geachtet werden? Wie bereits mehrfach im Buch beschrieben, steht ein achtsamer Umgang mit dem Körper und den zur Verfügung stehenden Energiereserven bei der Therapie von Long Covid über allem anderen. Ob Atemtraining, Bewegung oder sonstige Aktivitäten – alles sollte achtsam, in Maßen und ganz individuell erfolgen. Auch auf die jeweilige Tagesform sollte dabei geachtet werden. Auf ein regelmäßiges, den eigenen Möglichkeiten angepasstes Atemtraining, tiefes Durchatmen und möglichst viel Bewegung, insbesondere im Bereich des

Brustkorbs, sollte dennoch nicht verzichtet werden. Denn gerade wenn es uns nicht gut geht, neigen wir dazu, förderliche Maßnahmen wie gesunde Ernährung, Bewegung oder Atemübungen zu vernachlässigen – dabei sind sie gerade dann vermutlich am wichtigsten.

Gibt es einfache Atemübungen, die Sie Betroffenen empfehlen können?

Es gibt wirklich sehr gute und einfache Atemübungen, die im Alltag ganz einfach zwischendurch durchgeführt werden können (siehe Übungen im Anhang auf den Seiten 194 und 195). Aber auch Übungen, die etwas mehr Ruhe und Zeit benötigen, wie die Drehdehnübungen, sind wirklich wichtig und sollten unbedingt, soweit möglich, regelmäßig in den Alltag integriert werden. Dadurch kann die Mobilität des Brustkorbs sehr effektiv gesteigert, die Atemmuskulatur trainiert und der vagale Tonus (die Aktivität des Parasympathikus) erhöht werden (siehe Übungen im Anhang auf den Seiten 194 und 195). Diese sollten zur richtigen Ausführung unter Anleitung stattfinden.

Bei ausgeprägten Beschwerden sollte gegebenenfalls vorausgehend eine atemphysiotherapeutische Behandlung erwogen werden. Hier können Verklebungen gelöst und Brustfell, Rippen und Zwerchfell ganz gezielt mobilisiert werden.

Auch Yoga ist eine gute Möglichkeit, um das bewusste Atmen zu üben und mehr Bewegung im Brustkorb zu erlangen, ohne sich gleich auszupowern. Das »Restorative Yoga« (regenerierend, wiederherstellend) eignet sich sehr gut für Long-Covid-Patient*innen als Einstieg. Ziel bei dieser Yogaform ist Entspannung und Erholung. Das Prinzip ist, die Positionen mit geringstmöglicher Anstrengung einzunehmen und passiv, also ohne Muskelkraft, zu halten. Es gibt hierfür eine Vielzahl an Apps und YouTube-Videos. Da aber die Ausübung von Yoga ohne Anleitung nicht ganz ohne Risiken ist, möchte ich an dieser Stelle eine Empfehlung aussprechen: Die App »down dog« besticht durch umfangreiche und verständliche Erklärungen; Dauer,

Tempo, Fokus, Schwierigkeitsgrad und viele andere Faktoren der Übungen können ganz individuell angepasst werden. Optimal ist natürlich ein Yogakurs unter Anleitung – für viele Betroffene ist das aber aufgrund ihrer Einschränkungen und Beschwerden gar nicht umsetzbar. Eine App oder ein professionelles YouTube-Video ist dann aus meiner Sicht eine gute Alternative.

Allen Betroffenen wünsche ich von Herzen eine schnelle Genesung, viel Kraft und vor allem Geduld. Ich hoffe, dieser Beitrag sowie die Atemübungen auf den Seiten 194 und 195 unterstützen dich auf diesem Weg und geben dir mehr Sicherheit im Bezug auf das eigene Krankheitsverständnis.

Als »MaiDoc« bin ich auf Twitter oder Instagram aktiv und freue mich immer über Feedback, neue Kontakte und Erfahrungsaustausch.

Schlusswort von Stefanie Nüßlein

Dieses Buch ist aus persönlicher Erfahrung heraus entstanden. Wir alle – auch unser Versorgungssystem – wurden von Corona überrollt. Jede*r von uns kann verstehen, dass Krankenkassen, Berufsgenossenschaften, Rehakliniken und Mediziner*innen sich mit dieser neuen Situation erst zurechtfinden müssen. Was ich allerdings nicht so einfach hinnehmen möchte, ist das teilweise untragbare Verhalten von Institutionen und Personen gegenüber Menschen, die sich in einer gesundheitlichen Notlage befinden. Long-Covid-Patient*innen schildern immer wieder die gleichen Erfahrungen: Ihre Symptome werden abgetan, ignoriert oder aus Unwissenheit auf psychiatrische oder andere psychosoziale Belastungen geschoben.[179] Es macht mich sprachlos, zu hören, wie schwer kranke Menschen für voll arbeitsfähig erklärt werden oder Long-Covid-Spezialambulanzen nach monatelangen Wartezeiten Absagen erteilen und Betroffenen damit immer wieder die Hoffnung auf Besserung und den Zugang zur Versorgung verwehren.

In Anbetracht der Tatsache, dass mindestens 10 Prozent aller Covid-19-Infizierten[180] – also bereits mehr als 500 000 Menschen in Deutschland – an Long Covid leiden (Stand: Dezember 2021), ist es dringend angezeigt, an der Versorgungssituation von Betroffenen etwas zu ändern. Dabei zeigt sich, dass die ganzheitliche, übergreifende Betrachtung der verschiedenen Krankheitssymptome unerlässlich ist.

Möchte man aus dieser Situation etwas Positives ziehen, dann sind es die vielen neuen Erkenntnisse, die Forschende aus aller Welt Tag für Tag zusammentragen – und zwar nicht nur zu Long Covid. Auch der Forschungsstand zum chronischen Fatigue-Syndrom (CFS) konnte weiter vorangebracht werden. Bisherige psychosomatische beziehungsweise psychiatrische Erklärungsmodelle werden mittlerweile durch immunologische und neuroendokrine Ansätze abgelöst. Wir befinden uns also in einem Paradigmenwechsel, auf den so viele chronisch erkrankte Menschen schon lange gewartet haben.

Ich möchte diesen Menschen meinen vollen Respekt aussprechen. Es gehört viel Kraft dazu, sich von alledem nicht entmutigen zu lassen!

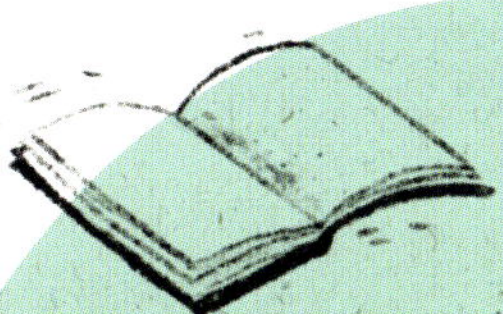

ANHANG

Gesundheitstagebuch

Dein Gesundheitstagebuch hilft dir dabei, Fortschritte oder Verschlechterungen im Blick zu behalten. Bewerte dafür auf einer Skala von 0 bis 10 oder farblich nach dem Ampelschema rot-gelb-grün,

- wie aktiv du heute warst (= Aktivitätslevel)
- wie stark deine Symptome ausgeprägt waren (= Symptomausprägung)
- wie es mit dem Schlafen, der Ernährung und Einnahme von Nahrungsergänzungsmitteln geklappt hat (= Zusatzbewertung)

Aktivitätslevel

Bewertete deine Aktivitäten des Tages auf einer Skala von 0 bis 10, wobei 0 für eine sehr geringe Aktivität steht. Eine 10 steht für das maximale Aktivitätsniveau, das du vor deiner Erkrankung erreicht hast.

Symptomausprägung

Bewerte deine Symptome des Tages auf einer Skala von 0 bis 10, wobei 0 für keine Symptome steht und 10 für die schlimmste Ausprägung deiner Symptome, die du je erlebt hast. Alternativ wählst du die Farbe Grün für wenig Beschwerden, Gelb für mittelgradige Beschwerden oder Rot für starke Beschwerden aus.

Zusatzbewertung

Bewerte die Bereiche Schlaf, Ernährung und Nahrungsergänzungsmittel jeden Tag auf einer Skala von 0 bis 10, wobei 0 für ein schlechtes Ergebnis steht und 10 für einen perfekten Tag. Alternativ wählst du die Farbe Grün für super, Gelb für mittel oder Rot für schlecht aus.

Pausen

Hier kannst du die Anzahl deiner Pausen am Vormittag und/oder Nachmittag notieren.

Die folgenden Tabellen und Listen findest du als PDF zum Downloaden unter:
https://www.suedwest-verlag.de/longcovid

Gesundheitstagebuch

	Skala	Mo	Di	Mi	Do	Fr	Sa	So
Körperliche Aktivität Vormittag	0–10							
Körperliche Aktivität Nachmittag	0–10							
Geistige Aktivität Vormittag	0–10							
Geistige Aktivität Nachmittag	0–10							
Emotionale Aktivität	0–10							
Aktivität insgesamt	0–10							
Pausen	Vormittag							
	Nachmittag							
Symptome Vormittag	0–10							
Symptome Nachmittag	0–10							
Crash	ja/nein							
Schlaf	0–10							
Ernährung	0–10							
Nahrungsergänzungsmittel	0–10							
Notizen:								

Checkliste Crash-Ursachen

Diese von uns angepasste Checkliste wurde bereits für die Untersuchung des chronischen Fatigue-Syndroms eingesetzt. Sie soll dir helfen, mögliche Auslöser für deine Symptomverschlechterung zu erkennen. Sie erhebt jedoch keinen Anspruch auf Vollständigkeit.

Körperliche Überanstrengung	☐ Anstrengende Aktivitäten wie zum Beispiel Autofahren, Arbeit, soziale Aktivitäten, Einkaufen, Kinderbetreuung ...
	☐ Signifikanter Pulsanstieg (um circa zehn Schläge pro Minute)
	☐ Temperaturschwankungen wie zum Beispiel Schwitzen, Frieren ...
	☐ Andere körperliche Herausforderungen wie zum Beispiel Krankheit, Menstruation, Impfung ...
Geistige Überanstrengung	☐ Anstrengende Aktivitäten wie zum Beispiel Lesen, PC-Arbeit Lernen, Telefonieren ...
	☐ Zu lange Konzentrationsphase/zu wenige Pausen
	☐ Reizüberflutung, zum Beispiel beim Einkaufen, im Restaurant, im Verkehr ...
Emotionale Überanstrengung	☐ Emotional aufwühlende Erlebnisse im Alltag wie zum Beispiel Streit, Frustration, Ärger ...
	☐ Starke negative Emotionen wie zum Beispiel Schockerlebnisse, Verluste jeglicher Art
	☐ Starke positive Emotionen wie zum Beispiel überwältigende Glücksgefühle, Überraschungen ...
	☐ Anhaltende Stresssituationen
	☐ Erlebte Angstzustände

Schlaf	☐ Unregelmäßige Schlafenszeiten
	☐ Zu früh oder zu spät aufwachen (Zutreffendes unterstreichen und Uhrzeit notieren)
	☐ Zu wenig Schlaf (Schlafzeit in Stunden)
	☐ Schlafstörungen, wie zum Beispiel durch Lärm, Grübeln …
	☐ Besondere Ereignisse wie zum Beispiel Zeitumstellung, Jetlag …
Ernährung	☐ Dehydrierung (= zu wenig getrunken)
	☐ Häufigkeit/Menge der Mahlzeiten (= zu wenig/zu viel)
	☐ Gefühl der Unterzuckerung (Unruhe, Zittern) …
	☐ Fertigessen/Take-away-Essen/Süßigkeiten (Zutreffendes unterstreichen, wie oft am Tag?)
	☐ Nicht ausreichend gesundes Essen (was hat gefehlt, zum Beispiel Gemüse, Eiweiß …)
	☐ Unverträglichkeiten (Bauchschmerzen, Übelkeit, Blähbauch, Durchfall, Herzrasen, laufende Nase, Juckreiz, Kopfschmerzen …)
	☐ Koffein, Tein (Anzahl der Tassen)
	☐ Alkohol (Anzahl der Gläser)
Nahrungsergänzung, Medikamente	☐ Einnahme von Präparaten vergessen (Namen notieren)
	☐ Dosierung von Präparaten wurde verändert (Änderung notieren)
	☐ Neue Präparate sind hinzugekommen (Namen und Dosierung notieren)
Weitere Ursachen	☐ Depressive Stimmung
	☐ Andere Ereignisse wie zum Beispiel Erkältung, Migräneanfall, Muskelverspannungen …

Quelle
Open Medicine Foundation: https://www.omf.ngo/wp-content/uploads/2018/03/PEM-Avoidance-Toolkit-2018.pdf

→ WOCHENPLANER

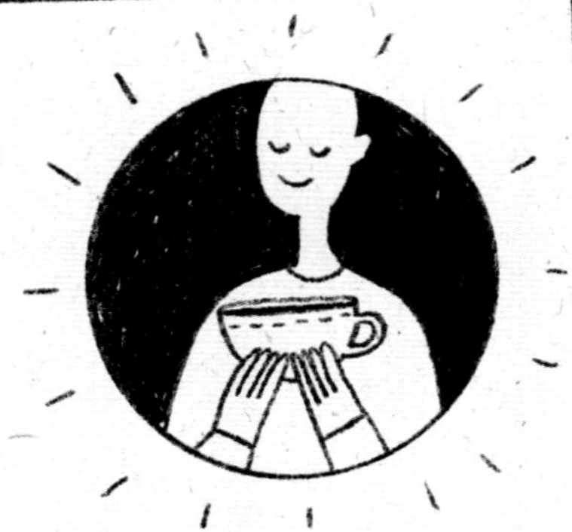

Merken

höchste Prio

erledigt

Notiz

Montag

Dienstag

Mittwoch

Donnerstag

Freitag

Samstag

Sonntag

besorgen

Teil 1 – Basisdiagnostik

☐ Großes Blutbild:	Anzahl an roten (Erythrozyten) und weißen Blutkörperchen (Leukozyten), der Blutplättchen (Thrombozyten), des Blutfarbstoffes (Hämoglobin) und der prozentualen Verteilung der weißen Blutkörperchen
☐ Leberwerte:	GOT, GPT, GGT
☐ Entzündungswerte:	CRP (hochsensibles), BSG - bei Unauffälligkeit: IL-6
☐ Blutzuckerwerte:	HbA1c, Nüchternglukose
☐ Schilddrüsenwerte:	TSH, fT3, fT4 bei Auffälligkeiten: Schilddrüsenantikörper, reverses T3
☐ Nierenwerte, Elektrolyte:	Natrium, Kalium, Calcium, Magnesium (Vollblut) Kreatininclearance, Harnstoff, Proteinelektrophorese
☐ Eisenstatus:	Ferritin, Transferrinsättigung - bei Entzündung: löslicher Transferrinrezeptor
☐ Blutfette:	Gesamtcholesterin, LDL-Cholesterin, HDL-Cholesterin, Triglyceride - bei Verdacht auf oxidativen Stress: oxidiertes LDL
☐ Mikronährstoffe:	Vitamin D_3, Omega-3-Index, Coenzym Q10, Folsäure, Zink (Vollblut), Selen (Vollblut), Homocystein, Vitamin B_{12} im Serum - bei Auffälligkeiten: Holotranscobalamin

Teil 2 – erweiterte Labordiagnostik*

☐ Darmanalyse:	Bestimmung von Stuhlflora, Verdauungsrückständen, Gallensäuren, Pankreas-Elastase, alpha-1-Antitrypsin, Calprotectin, Zonulin, sIgA
☐ Mastzellaktivierungssyndrom (MCAS):	Leberwerte (inkl. Bilirubin), Mastzellmediatoren (Tryptase im Serum, N-Methylhistamin im 24h-Sammelurin, Chromogranin A im Serum, Heparin, Faktor VIII, Fibrinolyse-parameter)
☐ Epstein-Barr-Virus:	Reaktivierung einer früheren Infektion
☐ Mitochondriopathie:	ATP-Konzentration intrazellulär, Vitamin B1, Vitamin B6
☐ Nebennierenschwäche:	Cortisol-Tagesprofil, DHEA, Katecholamine, Serotonin
☐ Herzmuskelbeteiligung:	BNP, CK, hochsensitives Troponin, D-Dimere
☐ Autoantikörper:	je nach Beteiligung von Organsystemen

* Über die Labordiagnostik hinausgehende Untersuchungen werden individuell an das Symptombild der Betroffenen ausgerichtet und aufgrund der Komplexität hier nicht aufgeführt.

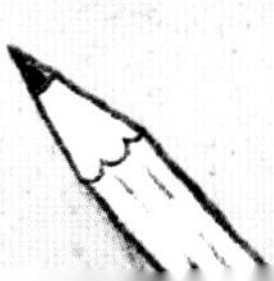

Schlafen wie ein Murmeltier

Die Grundlagen für diese Empfehlungen zur Verbesserung des Schlafverhaltens sind die Erfahrungen mit der Behandlung des chronischen Fatigue-Syndroms. Bleiben deine Schlafprobleme weiterhin bestehen, solltest du das Gespräch mit deinen behandelnden Ärzt*innen suchen. Eventuell ist eine weiterführende Diagnostik in einem Schlaflabor sinnvoll. Die Kosten werden in der Regel durch die gesetzlichen Krankenkassen übernommen. Weitere professionelle Hilfe bieten psychologische Verhaltenstherapeut*innen mit dem Schwerpunkt Schlaf, Trainern*innen für Qigong, Yoga et cetera, Schlafcoaches, Ernährungsberater*innen oder Apotheker*innen.

Schlafförderer

Günstiges Raumklima

Unser Schlafzimmer sollte einer Bärenhöhle ähneln: dunkel, kühl und ruhig. Neben einer Verdunklung der Fenster sind eine atmungsaktive Augenmaske und Ohrenstöpsel empfehlenswert. Die optimale Schlaftemperatur liegt zwischen 15 und 19 Grad Celsius. Auch das Material von Decke/Kopfkissen/Matratze und deren Bezüge unterstützen ein gutes Schlafklima. Die Materialien sollten hypoallergen und atmungsaktiv sein, Feuchtigkeit sollte gut aufgenommen und wieder abgegeben werden können. In heißen Sommernächten genügt ein dünnes Leinentuch als Zudecke und als Unterlage kann ein Handtuch gute Dienste leisten. Das Schlafzimmer ist ausschließlich zum Schlafen zu nutzen und nicht zusätzlich noch als Arbeitsplatz, Abstellraum oder Durchgangszimmer. Auch Elektrogeräte sollten möglichst nicht dauerhaft hier untergebracht werden. Mach dein Schlafzimmer zu deinem persönlichen Wohlfühlort.

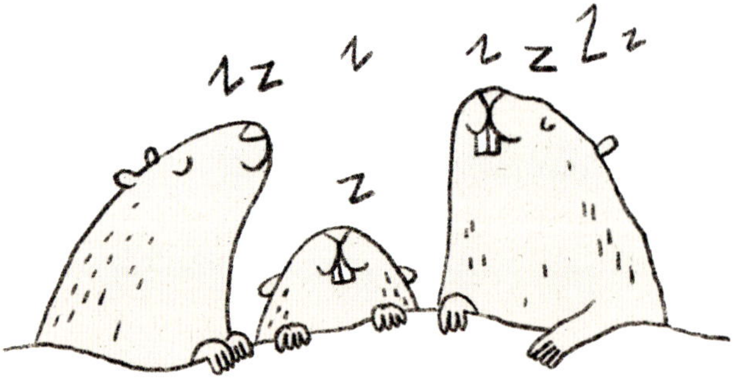

Lichthygiene

Tagsüber brauchen wir ausreichend aktivierendes Licht. Tageslicht hat einen großen Blaulichtanteil und eine über 100-fach höhere Intensität als unsere Lichtquellen zu Hause. Zwar können besonders in den Wintermonaten Lichtwecker und Tageslichtlampen (am besten medizinisch geprüfte Lichttherapiegeräte mit einer Lichtstärke von meist um die 10 000 Lux) unser morgendliches Aufwachen erleichtern, jedoch sollten wir auch bewusst Tageslicht unter freiem Himmel tanken. Das gilt selbst für bewölkte Tage.

Ab dem späten Nachmittag und am Abend hingegen sollten wir uns von Blaulichtquellen möglichst fernhalten. Nutzen wir dennoch LED-Lampen, Handy, Computer und Co., sollten wir eingebaute Filter aktivieren. Versuche, möglichst nicht auf der Couch vor dem Fernseher einzuschlafen, und mache dich lieber schon vorher bettgehfertig.

Feste Zeiten und entspannende Rituale

Um dem Tag Struktur zu geben, helfen tägliche Routinen. Stehe täglich zur gleichen Uhrzeit auf und plane ausreichend Zeit hierfür ein. Denn wer morgens immer mit der Semmel unter dem Arm zum ersten Termin hetzt, feuert das morgens ohnehin erhöhte Stresshormon Cortisol an.

Am Abend helfen feste Rituale, um sich auf die Nacht einzustimmen. Versuche, möglichst immer zur gleichen Zeit ins Bett zu gehen. Nutze in der letzten Stunde vor dem Schlafengehen keine elektronischen Geräte wie Handy, Tablet und Co. mehr.[181] Wir empfehlen dir, ein entspannendes Buch zu lesen, zu meditieren, Entspannungsmusik zu hören, einen Kräutertee zu trinken oder ein wärmendes (nicht zu heißes) Fuß- oder Aromabad zu genießen. Finde deine persönlichen Schlafbegleiter. Schlaffördernd sind Kräutertees aus Hopfen, Baldrian, Lavendelblüte oder Passionsblume.

Entspannungsübungen

Tagsüber nehmen wir unzählige Informationen auf, und dies kann unter Umständen zu einer Überstimulierung des aktivierenden Teils unseres Nervensystems, des Sympathikus führen. Ist dieser dominant, fällt uns das Schlafen schwer, und das kann zu einer Verschlechterung der aktuellen Symptome führen.

Um den Gegenspieler, den Parasympathikus, zu aktivieren, helfen Entspannungsübungen wie Yoga, Meditation, geführte Visualisierungen oder Atemtechniken. Alle diese Methoden können in Ruhephasen und unsere täglichen Routinen eingebaut werden. Erst über das regelmäßige Praktizieren wirst du Erfolgserlebnisse verzeichnen können.

Powernaps

Die perfekte Zeit für ein Nickerchen ist nach dem Mittagessen bis 14:00 Uhr. Achte unbedingt darauf, dabei nicht in die Tiefschlafphase zu gelangen. Nach 20 bis 30 Minuten solltest du dich wecken lassen.

Schlaftagebuch

Führe ein Schlaftagebuch, um herauszufinden, was dir beim Schlafen hilft und was nicht. Wenn du erkannt hast, wie viel Schlaf du brauchst, bleib konsequent dran. Stell dir den Alarm im Smartphone, um rechtzeitig deine Bettgehroutine starten zu können. Auch morgens solltest du den Wecker stellen, um deinen Körper an diese Routine zu gewöhnen. Optimalerweise wirst du den Wecker bald gar nicht mehr benötigen.

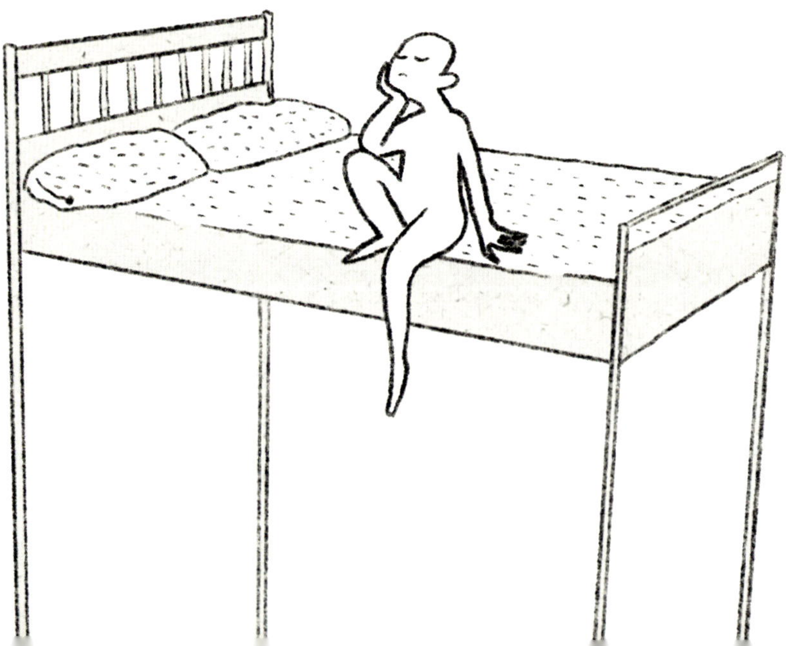

Schlafräuber

Essen und Trinken

Nimm spätestens sechs Stunden vor dem Schlafengehen weder Koffein (Kaffee, Energydrinks, dunkle Schokolade) noch Tein (Schwarz- oder Grüntee) zu dir. Beide Stoffe verbleiben lange Zeit in unserem Körper.
Zu späte und üppige Mahlzeiten können uns eine unruhige Nacht bescheren. Dazu können auch Rohkost oder unverträgliche Lebensmittel gehören. Läuft es im Magen-Darm-Trakt nicht rund, können über Stress stille Entzündungen entstehen oder unterhalten werden. Nimm deine letzte Mahlzeit bitte spätestens zwei Stunden vor der Bettgehzeit zu dir. Eine kleine Handvoll Nüsse vor dem Schlafengehen kann hilfreich für das Durchschlafen sein, falls es zu nächtlichen Unterzuckerungen kommt. Dies sollte im Gesundheitstagebuch notiert werden, um einen zeitlich versetzten Erfolg besser erfassen zu können. Um nachts nicht durch Toilettengänge gestört zu werden, sollte nicht mehr zu spät getrunken werden.

Alkohol und Nikotin

Alkohol und Nikotin stören unsere Schlafarchitektur. Wir können nicht durchschlafen und fühlen uns am nächsten Morgen energielos. Zudem können Entzugserscheinungen in der Nacht die Schlafdauer verkürzen.

Sport

Intensiver Sport sollte spätestens drei Stunden vor der Bettgehzeit beendet werden. Besser ist Sport am Vormittag. Das ausgeschüttete Adrenalin kann dann im Tagesverlauf abgebaut werden.

Schadstoffe, Elektrosmog

Für besonders sensible Menschen gilt: Verbanne möglichst elektrische Geräte aus dem Schlafzimmer oder nimm sie vom Netz. Empfehlenswert sind allergenfreie Matratzen und Milbenschutzbezüge. Stoßlüften hilft dabei, Feuchtigkeit aus dem Schlafzimmer zu transportieren und es Schimmelpilzen ungemütlich zu machen.

Atemübungen für zwischendurch

Atemfrequenz senken

Halte für einen Moment inne, atme fünf- bis zehn mal langsam tief durch die Nase ein und durch den Mund vollständig wieder aus. Die Atemfrequenz wird so von circa 14 Zügen pro Minute auf circa sechs Züge reduziert. Zudem erfolgt die Atmung bewusster und tiefer. Dies eignet sich sehr gut, um Pacing zu trainieren, mehr Achtsamkeit zu entwickeln und dein Stresslevel schnell zu senken.

Box-Breathing

Mit dieser Übung kannst du in Akutsituationen dein Stresslevel senken. Dabei stellt man sich ein Quadrat vor, das man während des Atmens abfährt. Jede Phase (Einatmen, Luft anhalten, Ausatmen, Luft anhalten) dauert dabei vier Sekunden. Die vertieften Atemzüge erhöhen die Empfindlichkeit der Barosensoren (Sinneszellen in den Gefäßinnenwänden, die den Druck messen), stimulieren den Vagusnerv und senken so Blutdruck, Herzfrequenz und Stresslevel. Diese Methode wird auch von US-Soldaten angewendet, um in Kampfsituationen Ruhe zu bewahren.

Lippenbremse

Hierbei wird langsam gegen die locker aufeinanderliegenden Lippen ausgeatmet, so als würde man eine brennende Kerze an-, aber nicht auspusten. Der dadurch erhöhte Widerstand bei der Ausatmung sorgt für einen Luftrückstau, welcher den Luftdruck in den Lungenbläschen erhöht und einen vermehrten Schleimabtransport ermöglicht. Die Übung ist eigentlich eine klassische Atemtechnik aus der Asthmatherapie, ergibt aber auch bei Long-Covid-Patient*innen durchaus Sinn, da so das Lungenvolumen gesteigert werden kann.

Bauch-, Brust-, Flankenatmung

Hierbei wird ganz bewusst in den Bauch, die Brust oder die Flanken (seitlicher Brustkorb) geatmet. Hilfreich ist hier die sogenannte Handkontaktatmung. Hierbei werden die eigenen Atembewegungen mit den Händen gespürt, und so wird die Atemwahrnehmung gesteigert. Dazu werden die Hände auf den Bauch, das Brustbein oder die Flanken (unterer Rippenbogen) gelegt. Nach vollständiger

Ausatmung wird tief durch die Nase ein und gegen die Hände geatmet. Die Bewegung der Hände sollte dabei bewusst wahrgenommen werden. Bei der Flankenatmung können die Hände dazu zusätzlich den Rippenbogen mit der Ausatmung etwas zusammendrücken, um ihn dann durch Einatmung wieder voll auszudehnen. Dabei wird die Atemmuskulatur gestärkt, der Brustkorb mobilisiert und Verklebungen gelöst.

Bauchatmung im Liegen

Im Liegen funktioniert die Bauchatmung noch besser, da die Bauchdecke entspannt ist. Lege dich dazu auf eine weiche Unterlage, winkle die Beine an und stelle die Füße auf. Lege deine Hände auf den Bauch und atme bewusst in den Bauch, so dass sich die Bauchdecke deutlich anhebt. Das Zwerchfell wird dabei stark nach unten und die Bauchorgane nach oben gedrückt. Dadurch entsteht viel Platz im Brustkorb und es strömt mehr Luft in die Lunge. Die Bauchatmung entspannt und baut Stress ab, mobilisiert das Zwerchfell und kann durch die Bewegung der Bauchorgane die Verdauung verbessern.

Flankenatmung mit Handtuch oder Schal

Diese Übung wird im Stehen durchgeführt. Allerdings wird dabei ein kleines Handtuch oder Schal um den unteren Rippenbogen unterhalb der Brust von hinten nach vorne um den Brustkorb gelegt. Nach vollständiger Ausatmung sollte das Tuch eng am Brustkorb anliegen und diesen leicht zusammendrücken. Deine Hände berühren sich und versuchen nun das Tuch zu fixieren, während der Brustkorb sich durch tiefe Einatmung gegen diesen (sanften!) Druck ausdehnt und deine Hände auseinander bewegt.

Anlaufstellen

Die Nationale Kontakt- und Informationsstelle zur Anregung und Unterstützung von Selbsthilfegruppen (NAKOS) hat eine Übersicht über Corona-Selbsthilfegruppen in Deutschland erstellt. Hier findet jede*r die Ansprechpartner*in für seine Region:
https://www.nakos.de/data/Online-Publikationen/2021/NAKOS-Corona-Selbsthilfegruppen.pdf

Hintergrundinformationen, aktuelle Mitteilungen und Studien zu Long Covid findet man auf der Informationsseite »Long Covid Deutschland«. Hier werden auch deutschlandweit spezialisierte Post-Covid-Ambulanzen und Rehakliniken aufgelistet:
https://longcoviddeutschland.org/

Auch für den österreichischen und schweizerischen Raum gibt es entsprechend informative Webseiten unter:
https://www.longcovidaustria.at/
www.long-covid-info.ch

Auf den Seiten des Robert Koch-Instituts werden Informationen über das Coronavirus und gesundheitliche Langzeitfolgen zur Verfügung gestellt:
https://www.rki.de/SharedDocs/FAQ/NCOV2019/FAQ_Liste_Gesundheitliche_Langzeitfolgen.html

Weitere nützliche staatliche Webseiten gibt es unter:
https://www.infektionsschutz.de/coronavirus/basisinformationen/long-covid-langzeitfolgen-von-covid-19/
https://www.zusammengegencorona.de/informieren/koerperliche-gesundheit/long-covid-langzeitfolgen-einer-covid-19-erkrankung/

Anmerkungen

1 Augustin et al., 2021
2 Lopez-Leon et al., 2021
3 Davis et al., 2021
4 Poole-Wright et al., 2020; Hickie et al., 2006
5 Nacul et al. 2021; Soriano et al., 2021
6 Davis et al. 2021
7 Wang et al., 2021
8 Ehrenfeld, 2020; Zuo et al., 2021; Zuniga et al., 2021, Hohberger et al., 2021
9 Gogoll et al., 2021
10 Arnold et al., 2021
11 Greulich et al., 2020; Heymans et al., 2016
12 Nune et al., 2021
13 Kanberg et al., 2021
14 Wenzel et al., 2021
15 Müller, 2021
16 Douaud et al., 2022
17 Blazhenets et al., 2022
18 Heppner, 2021
19 Llados et al., 2022
20 Beitzke, 2021
21 Bisaccia et al., 2021, Llados et al., 2022
22 Charfeddine et al., 2021
23 Lei et al., 2021
24 Magro et al., 2020
25 Bonaventura et al., 2021
26 Pretorius et al., 2021
27 Bojkova et al., 2021
28 Gröber, 2021
29 Kim et al., 2021
30 Afrin et al., 2020
31 Wechsel et al., 2021
32 Gogoll C et al., 2021
33 z.B. Goudsmit et al., 2012; Jason, 2008
34 Kuba & Weißflog, 2017
35 Kalapurakkel, 2015
36 z.B. Callan et al., 2022
37 Yaribeygi, 2017
38 Bleijenberg & van der Meer, 2017
39 Hüther, 2016
40 McEwen, 2016
41 Babauta, 2008: Zen to done, S. 38
42 Afari & Buchwald, 2003
43 z.B. Sollberger, 1971
44 Miko et al., 2020
45 z.B. Uchida et al., 2012
46 Miko et al., 2020
47 Yancey & Thomas, 2012
48 Borg, 1982
49 z.B. Hugon, 2021
50 Kahneman, 2011
51 Seyle, 1976
52 Yaribeygi, 2017
53 Seyle, 1976
54 Kaluza, 2015
55 Pennebaker, 2004
56 z.B. Smyth et al., 1999
57 Hüther, 2016
58 Kahneman, 2011
59 Cacioppo et al., 1996
60 Baumeister et al., 2001
61 Carver, 2003; Fredrickson, 2001
62 Fredrickson 1998
63 Kok et al., 2013
64 Alkozei et al., 2018
65 Gander et al., 2013
66 Wood et al., 2009
67 Mancini et al.,2021; Kedor et al.,2021; Gonzáles-Hermasillo, 2021; Mirfazeli et al., 2021; Mantovani et al., 2021
68 Nacul et al., 2021
69 Haß et al., 2019; Nacul et al, 2021
70 Kim et al., 2021
71 Schwingshackl et al., 2019
72 Riedl, 2020
73 Bundesministerium für Ernährung und Landwirtschaft, 7/2020
74 Mozzafarian et al., 2006
75 Kuklinski B, 2018
76 Barrett et al., 2022
77 Fries et al., 2009
78 Drake et al., 2013
79 Fowler et al., 2008
80 Bosma-den Boer et al, 2012; Aeberli et al., 2011; Frazier et al., 2011
81 Schwingshackl et al., 2017 und 2019
82 Lui et al., 2021
83 Woodruff et al., 2020; Chang et al., 2021; Bastard et al., 2020; Wang EY et al., 2021
84 Haß et al., 2019
85 Axt-Gadermann et al., 2017
86 Viana et al., 2020
87 Martin et al., 2018; Sudo et al., 2004
88 Bilharz, 2016; Scherzer, 2017; Andresen, 2011, Camargo et al., 2020
89 Seeßle et al. 2021; Hohberger et al., 2021
90 Venzon et al., 2021; Andresen et al., 2011

91 Kim, 2021
92 Haran et al., 2021
93 Yeoh et al., 2021
94 Singh et al., 2021
95 Crook et al., 2021
96 Gasmi et al., 2021
97 Valent et al., 2012
98 Afrin et al., 4/2020
99 Molderings et al., 2014
100 Kilinc et al., 2020
101 Afrin et al., 2020
102 Molderings et al., 2014
103 Kamp, 2018
104 Bahrami et al., 2016; Storr, 2020
105 Lauche et al., 2015
106 Shahbazi et al, 2016; Rutten et al.; 2017; Lindfors et al., 2012
107 Uehleke, 2014
108 Molderings et al., 2016
109 Colunga Biancatelli et al., 2020
110 Liu et al., 2017; Yi et al.,2014
111 Colunga Biancatelli et al., 2020
112 Theoharides et al., 2020
113 Sestili et al., 2020
114 Glynne et al., 2022
115 Hogan et al., 2020
116 Kauffmann, 2021
117 Wande et al. 2016
118 Gur et al., 2015
119 Cheung et al., 2019
120 Gubert et al., 2020; Karl et al., 2020
121 Bundesministerium für Ernährung und Landwirtschaft, 3/2021
122 Bundesministerium für Ernährung und Landwirtschaft, 11/2021
123 Bayerisches Landesamt für Gesundheit und Lebensmittelsicherheit; 2/2017
124 D-A-CH, 2021
125 European Food Safety Authority; 9/2018
126 Castro-Marrero, 2017
127 Weißendorn et al., 2018
128 Gröber, 2011; Schmiedel, 2019
129 Kuklinski, 2018
130 Nacul et al., 2021
131 Martineau et al., 2017
132 Chung et al., 2020
133 Pereira et al.; 2022 Radujkovic et al., 2020
134 Rastogi et al.,2022
135 Ebadi et al., 2020
136 Gröber, 2011
137 Moghaddam et al., 2020; Liu et al., 2021
138 Gröber et al., 2021
139 Jothimani et al., 2020
140 Pieczenik et al., 2007; Fluge et al. 2016
141 Fleck, 2021
142 Pizzinom et al., 2017
143 Gröber, 2019
144 Gvozdjakova et al., 2020
145 Schmelzer et al., 2008
146 Ravaglia et al., 2000
147 Ouyang et al., 2020
148 Zhongcheng et al.: 2020
149 Naviaux et al., 2016; Yamano et al., 2016, Fluge et al., 2016, Germain et al., 2017
150 Gröber, 2021
151 Vollbracht et al., 2021
152 Gröber, 2021
153 Satoh et al., 2022
154 Watzl et al., 2012
155 Cox et al., 2015
156 Thimulappa et al., 2021
157 Pan et al., 2020
158 Pierro et al., 2021
159 Kilinc et al., 2020; Sestili et al., 2020
160 Giordo et al., 2021
161 Salehi et al., 2018; Shaito et al., 2020
162 Besedovsky et al., 2012
163 Bath S. et al., 2021; Gogoll et al., 2021
164 Jessen N. A., 2015
165 Sayed et al., 2021
166 Ibarra-Coronado, 2015
167 Koch, 2021
168 Jagannath et al., 2017
169 Luban-Plozza B., 2008
170 Wang et al., 2019
171 Molderings G.J., 2016
172 Kunz, 2012
173 Tordjman et al., 2017
174 Jhang et al., 2017; Henning et al., 2018; Dodson et al., 2019, Jarott et al., 2022
175 Haspel et al. 2020
176 Hardeland, 2008
177 Riemann, 2022
178 Riemann et al., 2017
179 z.B. Dettmers et al., 2021
180 Augustin et al., 2021
181 Bateman, 2021

Literatur

Aeberli I et al.: Low to moderate sugar-sweetened beverage consumption impairs glucose and lipid metabolism and promotes inflammation in healthy young men: a randomized controlled trial. *American Journal of Clinical Nutrition*, 2011, August; 94 (2): 479–485.

Afrin LB et al.: Covid-19 hyperinflammation and post-Covid-19 illness may be rooted in mast cell activation syndrome. *International Journal of Infectious Diseases* 100 (2020) 327–332.

Afrin LB et al.: Diagnosis of mast cell activation syndrome: a global »consensus-2«. Published by De Gruyter, 4/2020.

Andresen V et al.: Reizdarmsyndrom - die wichtigsten Empfehlungen. *Deutsches Ärzteblatt International*, 2011; 108 (44): 751-760.

Arnold, DT et al.: *Are vaccines safe in patients with Long COVID? A prospective observational study*. Medrxiv, 2021.

Augustin et al.: Post-COVID syndrome in non-hospitalised patients with COVID-19: a longitudinal prospective cohort study. *The Lancet Regional Health-Europe*, 2021, 6, 100122.

Axt-Gadermann M, Rautenberg R: *Schlau mit Darm. Glücklich und vital durch ein gesundes Darmhirn*. 2. Auflage 2017, Südwest Verlag München.

Bahrami HR et al.: Herbal medicines for the management of irritable bowel syndrome: a systematic review. *Electron Physician* 2016; 8 (8): 2719-2725.

Barrett CE et al.: Risk for Newly Diagnosed Diabetes >30 Days After SARS-CoV-2 Infection Among Persons Aged <18 Years — United States, March 1, 2020–June 28, 2021. *The Morbidity and Mortality Weekly Report (MMWR)*, 14. Januar 2022, Vol. 71, No. 2.

Bastard P et al.: Autoantibodies against type I IFNs in patients with life-threatening COVID-19. *Science*, 24. September 2020, Vol. 370, Issue 6515.

Bateman L et al.: Myalgic Encephalomyelitis/Chronic Fatigue Syndrome: Essentials of Diagnosis and Management. Mayo Clin Proc. 2021 Nov; 96(11):2861-2878.

Bath S et al.: Sleep disorders and Covid-19. *Sleep Medicine*, 18. Juli 2021.

Beitzke D: Akute und chronische Beteiligung bei Covid-19. *Radiologe*, 2021; 61(10): 896-901.

Besedovsky L et al.: Sleep and immune function. *Pflügers Archiv - European Journal of Physiology;* Januar 2012; 463 (1): 121-137.

Bilharz C: Was rumpelt und pumpelt in meinem Bauch? *DAZ (Deutsche Apotheker-Zeitung)* 2016; 15: 34–38.

Bisaccia G et al.: Post-Acute Sequelae of COVID-19 and Cardiovascular Autonomic Dysfunction: What Do We Know? *Journal of Cardiovascular Development and Disease*, 2021, 8 (11: 156).

Blazhenets G et al. Slow but evident recovery from neocortical dysfunction and cognitive impairment in a series of chronic COVID-19 patients. *Journal of Nuclear Medicine*, 2021, 62. Jg., Nr. 7, S. 910–915.

BMEL, Verbraucherzentrale: Nahrungsergänzungsmittel richtig verwenden. 3/2021.

BMEL, Verbraucherzentrale: Rindfleisch aus Weidehaltung: weniger gut als gedacht. 7/2020.

BMEL, Verbraucherzentrale: Wechselwirkungen mit Medikamenten. 11/2021.

Bojkova D et al.: Targeting the pentose phosphate pathway for SARS-CoV-2 therapy. In: *Metabolites* 2021, 11 (10), 699.

Bonaventura A et al. Endothelial dysfunction and immunothrombosis as key pathogenic mechanisms in COVID-19. *Nature Reviews Immunology*, 2021, 21. Jg., Nr. 5, S. 319-329.

Borg GA: Psychophysical bases of perceived exertion. *Medicine & science in sports & exercise*, 1982.

Bosma-den Boer MM et al.: Chronic inflammatory diseases are stimulated by current lifestyle: how diet, stress levels and medication prevent our body from recovering. *Nutrition & Metabolism* (London), 17. April 2012, 9(1): 32.

Camargo SMR et al.: ACE2 and gut amino acid transport. *Clinical Science* (London), 13. November 2020; 134 (21): 2823-2833.

Castro-Marrero J et al.: Treatment and management of chronic fatigue syndrome/myalgic encephalomyelitis: all roads lead to Rome. *British Journal of Pharmacology*, 2017.

Chang SE et al.: New-onset IgG autoantibodies in hospitalized patients with COVID-19. *Nature Communications* 2021; DOI: 10.1038/s41467-021-25509-3.
Charfeddine A et al.: Long COVID 19 Syndrome: Is It Related to Microcirculation and Endothelial Dysfunction? Insights From TUN-EndCOV Study. *Frontiers in Cardiovascular Medicine*, 30 November 2021.
Cheung SG et al.: Systematic Review of Gut Microbiota and Major Depression. *Frontiers in Psychiatry*. 11. Februar 2019, 10: 34.
Chioh FWJ et al.: Convalescent COVID-19 patients are susceptible to endothelial dysfunction due to persistent immune activation. eLife 2021;10:e64909 DOI: 10.7554/eLife.64909.
Chung C et al.: Vitamin D-Cathelicidin Axis: at the Crossroads between Protective Immunity and Pathological Inflammation during Infection. *Immune Network*, 11. Februar 2020, 20 (2): e12.
Colunga Biancatelli RML et al. Quercetin and Vitamin C: An Experimental, Synergistic Therapy for the Prevention and Treatment of SARS-CoV-2 Related Disease (COVID-19). *Frontiers in Immunology*, 19. Juni 2020; 11: 1451.
Cox K et al.: Investigation of the effects of solid lipid curcumin on cognition and mood in a healthy older population. *Journal of Psychsopharmacology* 2015, 29 (5): 642-651.
Crook H et al.: Long covid-mechanisms, risk factors, and management. *BMJ (British Medical Journal)*, 26. Juli 2021; 374: n1648.
D-A-CH: Referenzwerte für die Nährstoffzufuhr. 2. Auflage, 7. aktualisierte Ausgabe (2021).
Davis HE et al.: Characterizing long COVID in an international cohort: 7 months of symptoms and their impact. Volume 38, 101019, 1. August 2021, DOI:https://doi.org/10.1016/j.eclinm.2021.101019
Dettmers C et al. Fallvignetten aus der neurologischen Rehabilitation bei Patienten mit Post-COVID-Syndrom: Diskussionsvorschlag für die Leistungsdiagnostik. *Neurologie & Rehabilitation*, 2021, 27. Jg., Nr. 3, S. 167-175.
Dodson M et al.: Modulating NRF2 in Disease: Timing Is Everything. *Annual Review of Pharmacology and Toxicology*, 6. Januar 2019; 59: 555-575.
Douaud G et al. SARS-CoV-2 is associated with changes in brain structure in UK Biobank. *Nature*, 2022, S. 1-17.
Drake C et al.: Caffeine effects on sleep taken 0, 3, or 6 hours before going to bed. *Journal of Clinical Sleep Medicine*, 15. November 2013; 9 (11): 1195-1200.
Ebadi M et al.: Perspective: improving vitamin D status in the management of COVID-19. *European Journal of Clinical Nutrition*, 2020; 74 (6): 856-859.
EFSA: Overview on Tolerable Upper Intake Levels as derived by the Scientific Committee on Food (SCF) and the EFSA Panel on Dietetic Products, Nutrition and Allergies (NDA). 9/2018.
Ehrenfeld M et al.: Covid-19 and autoimmunity. *Autoimmun Reviews*, August 2020; 19 (8): 102597.
Fleck A: *Energy! Der gesunde Weg aus dem Müdigkeitslabyrinth*. 2021. dtv Verlag.
Fluge O et al.: Metabolic profiling indicates impaired pyruvate dehydrogenase function in myalgic encephalopathy/chronic fatigue syndrome. *JCI Insight*, 2016.
Fowler SP et al.: Fueling the obesity epidemic? Artificially sweetened beverage use and long-term weight gain. *Obesity* (Silver Spring). August 2008;16 (8): 1894-1900.
Frazier TH et al.: Gut microbiota, intestinal permeability, obesity-induced inflammation, and liver injury. *JPEN (Journal of Parenteral and Enteral Nutrition)*, September 2011; 35 (Supplement 5): 14S-20S.
Fries E et al.: The cortisol awakening response (CAR): facts and future directions. *International Journal of Psychophysiology*, April 2009; 72 (1): 67-73.
Gasmi A et al.: The microbiota-mediated dietary and nutritional interventions for COVID-19. *Clinical Immunology*, 2021; 226: 108725.
Germain A et al.: Metabolic profiling of a myalgic encephalomyelitis/chronic fatigue syndrome discovery cohort reveals disturbances in fatty acid and lipid metabolism, *Molecular BioSystems*, 2017: 371-379.
Giordo R et al: Therapeutic potential of resveratol in Covid-19-associated hemostatic disorders. *Molecules*, 2021, 26: 856.
Glynne P et al.: Long COVID following mild SARS-CoV-2 infection: characteristic T cell alterations and response to antihistamines. *Journal of Investigative Medicine*, Januar 2022; 70 (1): 61-67.

Gogoll C et al.: Eine Leitlinie »Long-/Post-COVID-Syndrom« für Betroffene, Angehörige, nahestehende und pflegende Personen, die sich auf eine ärztliche Leitlinie stützt. AWMF-Registriernummer 020-027, 2021.

Gold JE et al.: Investigation of Long COVID Prevalence and Its Relationship to Epstein-Barr Virus Reactivation. *Pathogens*, Juni 2021; 10 (6): 763.

Gonzáles-Hermasillo JA et al.: Post-Acute COVID-19 Symptoms, a Potential Link with Myalgic Encephalomyelitis/Chronic Fatigue Syndrome: A 6-Month Survey in a Mexican Cohort. *Brain Sciences*, 2021, 11 (6): 760; https://doi.org/10.3390/brainsci11060760.

Goudsmit E M., et al. Pacing as a strategy to improve energy management in myalgic encephalomyelitis/chronic fatigue syndrome: a consensus document. *Disability and rehabilitation*, 2012, 34. Jg., Nr. 13, S. 1140–1147.

Greulich S et al.: Predictors of Mortality in Patients With Biopsy-Proven Viral Myocarditis: 10-Year Outcome Data. Journal of the American Heart Association. 2020;9: e015351

Gröber U, Holick MF: The coronavirus disease (COVID-19) – A supportive approach with selected micronutrients. *International Journal for Vitamin and Nutrition Research*, 2021; 1–22. DOI:10.1024/0300-9831/a000693.

Gröber U, Kisters K.: *Aminosäuren in Prävention und Therapie: Eine Auswahl für die klinische Praxis.* 2020. Wissenschaftliche Verlagsgesellschaft Stuttgart.

Gröber U: *Die wichtigsten Nahrungsergänzungsmittel. Das Plus für Ihre Gesundheit.* 2019, Südwest Verlag.

Gröber U: Long-COVID – Eine Mitochondriopathie? Erfahrungsheilkunde, 2021; 70 (04): 225–230.

Gröber U: *Mikronährstoffe Metabolic Tuning – Prävention – Therapie.* 3. Auflage 2011, Wissenschaftliche Verlagsgesellschaft.

Gröber U: *Omega-3: Gesünder leben mit den essentiellen Fettsäuren.* Südwest Verlag, München, 2021.

Gubert C et al.: Exercise, diet and stress as modulators of gut microbiota: Implications for neurodegenerative diseases. *Neurobiology of Disease*, Februar 2020; 134: 104621.

Gur TL et al.: Stress and the commensal microbiota: importance in parturition and infant neurodevelopment. *Frontiers in Psychiatry*, 2. Februar 2015; 6: 5.

Gvozdjakova A et al.: Is mitochondrial bioenergetics and coenzyme Q10 the target of a virus causing COVID-19? *Bratislavské lekárske listy – Bratislava Medical Journal*, 2020; 121 (11): 775–778.

Haran JP et al.: Inflammation-type dysbiosis of the oral microbiome associates with the duration of COVID-19 symptoms and long COVID. *JCI Insight*, 22. Oktober 2021; 6 (20): e152346.

Hardeland R: Melatonin, hormone of darkness and more – occurrence, controlmechanisms, actions and bioactive metabolites. *Cellular and Molecular Life Sciences*, Juli 2008; 65 (13): 2001–2018.

Haß U et al.: Anti-Inflammatory Diets and Fatigue. *Nutrients*, 30. September 2019; 11 (10): 2315.

Haspel A et al.: Perfect timing: circadian rhythms, sleep, and immunity – an NIH workshop summary. *JCI Insight*, 16. Januar 2020; 5 (1): e131487.

Hellhammer J et al. Stress & Nervosität ausgeruht begegnen – Pascoflair 425 mg in einer aktuellen placebokontrollierten Doppelblindstudie. *Z Phytother* 2013; 34(S01): P06.

Hemilä H et al.: The effectiveness of high dose zinc acetate lozenges on various common cold symptoms: a meta-analysis. *BMC Family Practice*, 25. Februar 2015; 16: 24.

Henning P et al.: The Crosstalk between Nrf2 and Inflammasomes. *International Journal of Molecular Sciences*, 13. Februar 2018;19 (2): 562.

Heppner F: Wie gelangen die Coronaviren ins Gehirn? BIH (Berlin institute of health), *Pressemitteilung der Charité*, 29. Juni 2021.

Heymans S et al.: The Quest for New Approaches in Myocarditis and Inflammatory Cardiomyopathy. *Journal of the American College of Cardiology*, Volume 68, Issue 21, 29. November 2016, 2348–2364

Hickie I et al.: Post-infective and chronic fatigue syndromes precipitated by viral and non-viral pathogens: prospective cohort study. *BMJ (British Medical Journal)*, DOI:10.1136/bmj.38933.585764.AE (1. September 2006)

Hogan RB et al.: Dual-histamine receptor blockade with cetirizine - famotidine reduces pulmonary symptoms in COVID-19 patients. *Pulmonary Pharmacology & Therapeutics* 63, 2020: 101942.

Hohberger B et al.: Case Report: Neutralization of Autoantibodies Targeting G-Protein-Coupled Receptors Improves Capillary Impairment and Fatigue Symptoms After COVID-19 Infection. *Frontiers in Medicine* (Lausanne), 18. November 2021; 8: 754667.

Ibarra-Coronado EG et al.: The Bidirectional Relationship between Sleep and Immunity against Infections. *Journal of Immunology Research*, 2015: 678164.

Jacob LM: *Wirksame Maßnahmen gegen Long Covid, Mastzell-Aktivierungssyndrom (MCAS) im Fokus.* 2022, Nutricamedica Verlag.

Jagannath A et al.: The genetics of circadian rhythms, sleep and health. *Human Molecular Genetics*, 1. Oktober 2017; 26 (R2): R128–R138.

Jarott B et al.: »LONG COVID« – A hypothesis for understanding the biological basis and pharmacological treatment strategy. *Pharmacology Research & Perspectives*, Februar 2022; 10 (1): e00911.

Jason, L. (2008). The Energy Envelope Theory and myalgic encephalomyelitis/chronic fatigue syndrome. *Aaohn Journal*, 56(5), 189–195.

Jessen NA et al: The Glymphatic System – A Beginner's Guide. *Neurochemical Research*, Dezember 2015; 40 (12): 2583–2599.

Jhang J-J 2017 et al.: The role of Nrf2 in NLRP3 inflammasome activation. *Cellular and Molecular Immunology*, Dezember 2017; 14 (12): 1011–1012.

Jothimani D et al.: COVID-19: Poor outcomes in patients with zinc deficiency. *International Journal of Infectious Diseases*, November 2020;100: 343–349.

Kamp A.: *Histaminintoleranz: Genussrezepte für Ihr Wohlbefinden.* Gräfe und Unzer. 2. Auflage. 2018.

Kanberg Nelly et al.: Neurochemical signs of astrocytic and neuronal injury in acute COVID-19 normalizes during long-term follow-up. *Research Paper*, 1. August 2021, Vol. 70, 103512.

Karl JP et al.: Effects of Psychological, Environmental and Physical Stressors on the Gut Microbiota. *Frontiers in Microbiology*,11. September 2018; 9: 2013.

Kauffmann K: *Der Histamin-Irrtum. Weg von Radikaldiäten und Verbotslisten – Die Formel für ein gesundes Leben mit Histamin.* 4. Auflage 2021, VAK Verlags GmbH Kirchzarten bei Freiburg.

Kedor C et al.: Chronic COVID-19 Syndrome and Chronic Fatigue Syndrome (ME/CFS) following the first pandemic wave in Germany – a first analysis of a prospective observational study. DOI: https://doi.org/10.1101/2021.02.06.21249256.

Kilinc E et al.: Mast cell stabilizers as a supportive therapy can contribute to alleviate fatal inflammatory responses and severity of pulmonary complications in COVID-19 infection. *Anadolu Kliniği Tip Bilimleri Dergisi*, 25, 2020, Supplement 1: 111–118.

Kim H et al.: Plant-based diets, pescatarian diets and COVID-19 severity: a population-based case-control study in six countries. 2021, bmjnph.

Kim HS: Do an Altered Gut Microbiota and an Associated Leaky Gut Affect COVID-19 Severity? *mBio*, 12. Januar 2021; 12 (1): e03022-20.

Koch S: *Das 4-Wochen-Anti-Entzündungsprogramm: Immunsystem, Stoffwechsel & Hormone ins Gleichgewicht bringen. Stille Entzündungen stoppen.* 2021, Trias Verlag.

Kuklinski B: *Mitochondrien. Symptome, Diagnose und Therapie.* 3. Auflage 2018, Aurum.

Kunz D: Melatonin taktet die innere Uhr neu. *InFo Neurologie + Psychiatrie* 2012; Vol. 14, Nr. 1.

Lauche R et al.: Efficacy of caraway oil poultices in treating irritable bowel syndrome. A randomized controlled cross-over trial. *Digestion* 2015; 92 (1): 22-31.

Lei Y et al.: SARS-CoV-2 Spike Protein Impairs Endothelial Function via Downregulation of ACE 2. *Circulation Research* Vol. 128, Issue 9, 30. April 2021; 1323–1326.

Bayerisches Landesamt für Gesundheit und Lebenssicherheit (siehe Quelle 122) Abgrenzung zwischen Arzneimitteln und Nahrungsergänzungsmitteln. 2/2017.

Lindfors P et al.: Effects of gut-directed hypnotherapy on IBS in different clinical settings. Results from two randomized, controlled trials. *American Journal of Gastroenterology*, 2012; 107: 276–285.

Liu Q et al.: Selenium (Se) plays a key role in the biological effects of some viruses: Implications for COVID-19. *Environmental Research*, Mai 2021; 196: 110984.

Liu ZQ et al.: Vitamin D contributes to mast cell stabilization. *Allergy*, August 2017; 72 (8): 1184–1192.

Llados G et al.: Pilot study suggests long COVID could be linked to the effects of SARS-CoV-2 on the vagus nerve. *ECCMID* 2022, Lisbon, 23–26 April.

Lobo V et al.: Free radicals, antioxidants and functional foods: Impact on human health, 2010, *Pharmacognosy Review*, Vol. 4, Issue 8, 118–126.

Lopez-Leon S. et al. More than 50 long-term effects of COVID-19: a systematic review and meta-analysis. *Scientific reports*, 2021, 11. Jg., Nr. 1, S. 1–12.
Luban-Plozza B, Amann-Jennson GW: *Schlaf dich gesund! Das entscheidende Drittel unseres Lebens – Ratgeber für tiefen, gesunden Schlaf.* 2008, Oesch Verlag.
Lui DTW et al.: Thyroid Dysfunction in Relation to Immune Profile, Disease Status, and Outcome in 191 Patients with COVID-19. *The Journal of Clinical Endocrinology & Metabolism*, Vol. Februar, 23. Januar 2021; 106 (2): e926–e935.
Magro C et al.: Complement associated microvascular injury and thrombosis in the pathogenesis of severe COVID-19 infection: A report of five cases. *Translational Research*, Juni 2020; 220: 1–13.
Mancini MD et al.: Use of Cardiopulmonary Stress Testing for Patients With Unexplained Dyspnea Post-Coronavirus Disease. *JACC: Heart Failure*, Dezember 2021; 9 (12): 927-937.
Mantovani E et al.: Chronic fatigue syndrome: an emerging sequela in COVID-19 survivors? *Journal of NeuroVirology*, August 2021; 27 (4): 631-637.
Martin CR et al.: The Brain-Gut-Microbiome Axis. *Cellular and Molecular Gastroenterology and Hepatology*, 2018; 6 (2): 133–148.
Martineau AR et al.: Vitamin D supplementation to prevent acute respiratory tract infections: systematic review and meta-analysis of individual participant data. *BMJ*, 15. Februar 2017; 356: i6583.
Mirfazeli FS et al.: Acute phase clinical manifestation of COVID-19 is linked to long-COVID symptoms; A 9-month follow-up study. 2021, DOI: https://doi.org/10.1101/2021.07.13.21260482.
Moghaddam A et al.: Selenium Deficiency Is Associated with Mortality Risk from COVID-19. *Nutrients*, 16. Juli 2020; 12 (7): 2098.
Molderings GJ et al.: Pharmacological treatment options for mast cell activation disease. *Naunyn-Schmiedeberg's Archives of Pharmacology*, 2016, 389: 671–694.
Molderings GJ et al.: Systemische Mastzellaktivierungserkrankung: Ein praxisorientierter Leitfaden zu Diagnostik und Therapie. *Deutsche Medizinische Wochenschrift,* 2014; 1390: 1523–1538.
Monneret et al.: Wide-range CRP versus high-sensitivity CRP on Roche analyzers: focus on low-grade inflammation ranges and high-sensitivity cardiac troponin T levels. *Scandinavian Journal of Clinical and Laboratory Investigation*, September 2018; 78 (5): 346–351.
Mozzafarian D. et al.: Trans fatty acids and cardiovascular disease. *The New England Journal of Medicine*, 13. April 2006, 354 (15): 1601–1613.
Müller T.: Long COVID – Langzeitfolgen durch chronische Neuroinfammation? *DNP – Der Neurologe & Psychiater* 2021; 22 (3): 16–18.
Nacul L et al.: European Network on Myalgic Encephalomyelitis/Chronic Fatigue Syndrome (EUROMENE): *Expert Consensus on the Diagnosis, Service Provision, and Care of People with ME/CFS in Europe. Medicina* (Kaunas). Mai 2021; 57 (5): 510.
Naviaux RK et al.: Metabolic features of chronic fatigue syndrome. *Proceedings of the National Academy of Sciences (PNAS)*, 13. September 2016, 113 (37): 5472–5480.
Nune A et al.: Incidence and risk factors of long COVID in the UK: a single-centre observational study. Journal Issue: Volume 51: Issue 4: 2021.
Ouyang L et al.: Mitochondrial-targeted ubiquinone: A potential treatment for COVID-19. *Medical Hypotheses*, November 2020; 144: 110161.
Pan B. et al.: Chinese herbal compounds against SARS-CoV-2: Puerarin and quercetin impair the binding of viral S-protein to ACE2 receptor. 2020, *Computational and Structural Biotechnology Journal*, 2020; 18: 3518–3527.
Pereira M et al.: Vitamin D deficiency aggravates COVID-19: systematic review and meta-analysis. *Critical Reviews in Food Science and Nutrition*, 2022; 62 (5): 1308–1316.
Pieczenik S et al.: Mitochondrial dysfunction and molecular pathways of disease. *Experimental and Molecular Pathology*, August 2007; 83 (1): 84–92.
Pierro F. D. et al.: Possible Therapeutic Effects of Adjuvant Quercetin Supplementation Against Early-Stage COVID-19 Infection: A Prospective, Randomized, Controlled, and Open-Label Study. *International Journal of General Medicine*, 8. Juni 2021; 14: 2359–2366.
Pizzinom G et al.: Oxidative Stress: Harms and Benefits for Human Health, Oxidative Medicine and Cellular Longevity, published online 2017.

Poole-Wright K, Gaughran F, Evans R & Chalder T: Fatigue outcomes following coronavirus or influenza virus infection: A systematic review and meta-analysis. *medRxiv*, 2020.
Pretorius E et al.: Persistent clotting protein pathology in Long COVID/Post-Acute Sequelae of COVID-19 (PASC) is accompanied by increased levels of antiplasmin. *Cardiovascular Diabetology*, 23. August 2021; 20 (1): 172.
Radujkovic A et al.: Vitamin D Deficiency and Outcome of COVID-19 Patients. *Nutrients*, 10. September 2020; 12 (9): 2757.
Rastogi A et al.: Short term, high-dose vitamin D supplementation for COVID-19 disease: a randomised, placebo-controlled, study (SHADE study). *Postgraduate Medical Journal*, Februar 2022; 98 (1156): 87-90.
Ravaglia G et al.: Effect of micronutrient status on natural killer cell immune function in healthy free-living subjects aged >/=90 y. *American Journal of Clinical Nutrition*, Februar 2000; 71 (2): 590-598
Riedl M: *Mein Weg zur gesunden Ernährung: Aktuelle Antworten auf die 100 wichtigen Ernährungsfragen*. 2020, ZS Verlag GmbH München.
Riemann D et al.: European guideline for the diagnosis and treatment of insomnia. *Journal of Sleep Research*, 2017, 26, 675-700
Rutten JMTM et al.: Home-Based Hypnotherapy Self-exercises vs Individual Hypnotherapy With a Therapist for Treatment of Pediatric Irritable Bowel Syndrome, Functional Abdominal Pain, or Functional Abdominal Pain Syndrome: A Randomized Clinical Trial, *JAMA Pediatriatrics*, 1. Mai 2017; 171 (5): 470-477.
Salehi, B et al.: Resveratrol: A double-edged sword in health benefits. *Biomedicines*, 9. September 2018; 6 (3): 91.
Satoh T et al.: Potential Therapeutic Use of the Rosemary Diterpene Carnosic Acid for Alzheimer's Disease, Parkinson's Disease, and Long-COVID through NRF2 Activation to Counteract the NLRP3 Inflammasome. *Antioxidants* (Basel), 6. Januar 2022; 11 (1): 124.
Sayed SE et al.: Sleep in post-COVID-19 recovery period and its impact on different domains of quality of life. *The Egyptian Journal of Neurology, Psychiatry and Neurosurgery*, 2021; 57 (1): 172.
Scherzer B: Darm in Aufruhr: Wenn Beschwerden das Leben zur Qual machen. *DAZ* 2017; 13: 42.
Schmelzer C et al.: Functions of coenzyme Q10 in inflammation and gene expression. Biofactors. 2008;32(1-4):179-83
Schmiedel V: *Nährstofftherapie Orthomolekulare Medizin in Prävention, Diagnostik und Therapie*. 4. Auflage 2019, Georg Thieme Verlag.
Schwingshackl L et al.: Food groups and risk of all-cause mortality: a systematic review and meta-analysis of prospective studies. *The American Journal of Clinical Nutrition*, Juni 2017; 105 (6): 1462-1473.
Schwingshackl L et al.: Intake of 12 food groups and disability-adjusted life years from coronary heart disease, stroke, type 2 diabetes, and colorectal cancer in 16 European countries. *European Journal of Epidemiology*, 2019; 34: 765-775.
Seeßle J et al.: Persistent symptoms in adult patients one year after COVID-19: a prospective cohort study. *Clinical Infectious Diseases*, 5. Juli 2021.
Sestili P et al.: Anti-inflammatory Treatment of COVID-19. *Frontiers in Pharmacology*, 5. Juni 2020; 11: 854.
Shahbazi K et al.: Comparison of Hypnotherapy and Standard Medical Treatment Alone on Quality of Life in Patients with Irritable Bowel Syndrome: A Randomized Control Trial., *Journal of Clinical and Diagnostic Research*, Mai 2016; 10 (5): OC01-4.
Shaito A et al.: Potential adverse effects of resveratrol: A literature review. *International Journal of Molecular Sciences*, 18. März 2020, 21 (6): 2084.
Singh K et al.: Probiotics: A potential immunomodulator in COVID-19 infection management. *Nutrition Research*, März 2021; 87: 1-12.
Soriano MB et al.: A clinical case definition of post-COVID-19 condition by a Delphi consensus. Vol. 22, Issue 4, E102-E107, 1. April 2022
Storr M.: *Sofortratgeber Leaky Gut: Verstehen, erkennen, behandeln, so wird's gemacht*. 2020, Digesta Verlag München.
Stroehlein JK et al.: Vitamin D supplementation for the treatment of COVID-19: a living systematic review. *Cochrane Database Systematic Reviews*, 24. Mai 2021; 5 (5): CD015043.

Sudo N et al.: Postnatal microbial colonization programs the hypothalamic-pituitary-adrenal system for stress response in mice. *The Journal of Physiology*, 1. Juli 2004; 558 (Pt 1): 263–275.

Taquet M. et al.: 6-month neurological and psychiatric outcomes in 236 379 survivors of COVID-19: a retrospective cohort study using electronic health records. *The Lancet Psychiatry*, Mai 2021; 8 (5): 416–427.

Theoharides TC et al.: COVID-19, pulmonary mast cells, cytokine storms, and beneficial actions of luteolin. *Biofactors*, Mai 2020; 46 (3): 306–308..

Thimulappa RK et al.: Antiviral and immunomodulatory activity of curcumin: A case for prophylactic therapy for COVID-19. *Heliyon*, Februar 2021; 7 (2): e06350.

Tordjman S et al.: Melatonin: Pharmacology, Functions and Therapeutic Benefits. *Current Neuropharmacology*, April 2017; 15 (3): 434–443.

Uehleke B: Heilerde bei funktionellen Magen-Darm-Erkrankungen. *Erfahrungsheilkunde*, 2014; 63 (3): 141–145.

Valent P et al.: Definitions, Criteria and Global Classification of Mast Cell Disorders with Special Reference to Mast Cell Activation Syndromes: A Consensus Proposal. *International Archives of Allergy and Immunology*, 2012; 157: 215–225.

Venzon M et al.: Gut microbiome dysbiosis during COVID-19 is associated with increased risk for bacteremia and microbial translocation. *Research Square* (Preprint), 2021. DOI: 10.21203/rs.3.rs-726620/v1.

Viana SD et al.: ACE2 imbalance as a key player for the poor outcomes in COVID-19 patients with age-related comorbidities – Role of gut microbiota dysbiosis. *Ageing Research Reviews*, September 2020; 62: 01123.

Vollbracht C et al.: Feasibility of Vitamin C in the Treatment of Post Viral Fatigue with Focus on Long COVID, Based on a Systematic Review of IV Vitamin C on Fatigue. *Nutrients*, 31. März 2021; 13 (4): 1154.

Wane D. et al.: Clinical Uses of Probiotics. *Medicine*, Februar 2016; 95 (5): e2658.

Wang C et al.: Association of estimated sleep duration and naps with mortality and cardiovascular events: a study of 116 632 people from 21 countries. *European Heart Journal*, 21. Mai 2019; 40 (20): 1620–1629.

Wang EY et al.: Diverse Functional Autoantibodies in Patients with COVID-19. *Nature*, 2021; 595 (7866): 283–288.

Watzl B: Einfluss sekundärer Pflanzenstoffe auf die Gesundheit. In: Deutsche Gesellschaft für Ernährung (Hrsg.): 12. Ernährungsbericht 2012. Bonn (2012), 355–374.

Wechsel JB et al.: Mast cell activation is associated with post-acute COVID-19 syndrome. *Allergy*, 25. November 2021, Open Access.

Weißenborn A et al.: Höchstmengen für Vitamine und Mineralstoffe in Nahrungsergänzungsmitteln. *Journal of Consumer Protection and Food Safety*, 4. Januar 2018, Open Access.

Wenzel J et al.: The SARS-CoV-2 main protease Mpro causes microvascular brain pathology by cleaving NEMO in brain endothelial cells. *Nature Neuroscience*, 21. Oktober 2021; 24,1522–1533.

Woodruff MC et al.: Extrafollicular B cell responses correlate with neutralizing antibodies and morbidity in COVID-19. *Nature Immunology*, Dezember 2020; 21 (12): 1506–1516.

Yamano E et al.: Index markers of Chronic fatigue syndrome with dysfunction of TCA an urea cycles, *Scientific Reports*, 11. Oktober 2016; 6: 34990.

Yeoh YK et al.: Gut microbiota composition reflects disease severity and dysfunctional immune responses in patients with COVID-19. *Gut*, April 2021; 70 (4): 698–706.

Yi KH et al.: Mechanisms of vitamin D3 metabolite repression of IgE-dependent mast cell activation. *The Journal of Allergy and Clinical Immunology*, Mai 2014; 133 (5): 1356–1364.

Zhongcheng S et al.: N-Acetylcysteine to Combat COVID-19: An Evidence Review. *Therapeutics and Clinical Risk Management*, 2. November 2020; 16: 1047–1055.

Zuniga M et al.: Autoimmunity to the Lung Protective Phospholipid-Binding Protein Annexin A2 Predicts Mortality Among Hospitalized COVID-19 Patients. *European Respiratory Journal*, Januar 2021; 58: 2100918.

Zuo Y et al.: Prothrombotic autoantibodies in serum from patients hospitalized with COVID-19. *Science Translational Medicine*, 18. November 2020;12 (570): eabd3876.

Register

Über dieses Buch

1. Auflage 2022

HINWEISE

Sollte diese Publikation Links auf Webseiten Dritter enthalten, so übernehmen wir für deren Inhalte keine Haftung, da wir uns diese nicht zu eigen machen, sondern lediglich auf deren Stand zum Zeitpunkt der Erstveröffentlichung verweisen.

Das vorliegende Buch wurde sorgfältig erarbeitet. Dennoch erfolgen alle Angaben ohne Gewähr. Weder der Autor noch der Verlag können für eventuelle Nachteile oder Schäden, die aus den im Buch gegebenen praktischen Hinweisen resultieren, eine Haftung übernehmen.

Es ist zu beachten, dass die Hintergrundinformationen in diesem Buch kein Ersatz für eine professionelle medizinische Beratung eines Arztes sind. Das Buch ist ein allgemein gehaltener Ratgeber.

Projektleitung: Andrei Teusianu
Redaktion, Layout, Satz/DTP: Dr. Alex Klubertanz
Korrektorat: Susanne Schneider
Umschlagsgestaltung: Vera Schlachter
Illustrationen: Ronja Overländer
Coverfoto und Autorinnenfotos: Christian Martin Weiss
Herstellung: Timo Wenda

Druck & Bindung: Alcione, Lavis

Printed in Italy

MIX
Papier aus verantwortungsvollen Quellen
FSC® C021956
FSC www.fsc.org